Beckenbodentraining
mit
Tigerfeeling
für sie & ihn

Benita Cantieni

Beckenbodentraining

mit Tigerfeeling

für sie & ihn

südwest

Inhalt

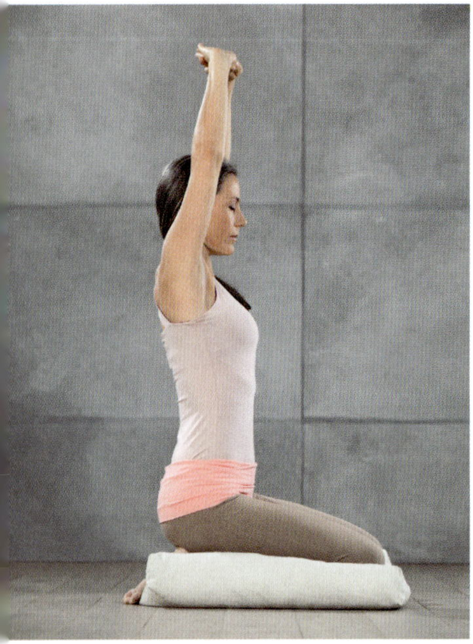

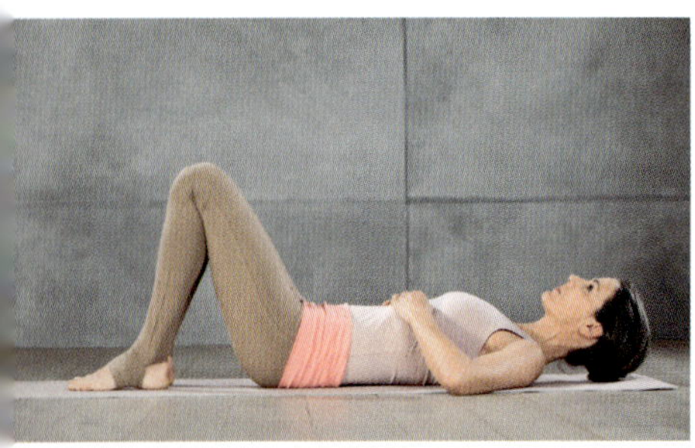

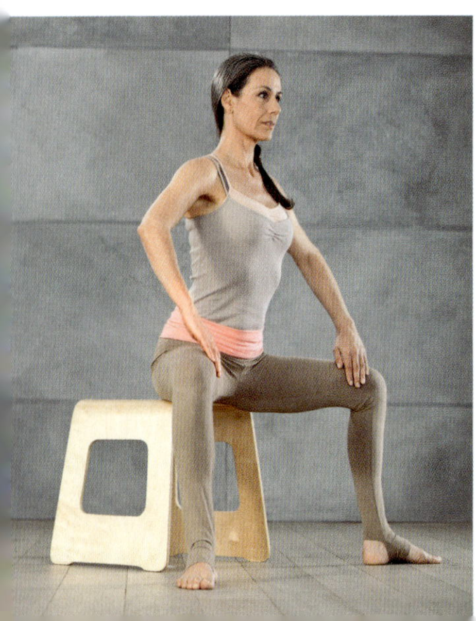

Vorwort

Vorwort von Benita Cantieni:
Beckenboden: Sohle bis Scheitel 8
Vorwort von Marco Stahel:
Fundament für die tanzende Seele 10
Beckenboden-Check für Frauen 12
Beckenboden-Check für Männer 13
Auswertung der Checklisten 14
Wie aus der Bauchwand ein Bauchboden wurde 15
Menschen und Schränke: Ein bisschen Beckenanatomie 16

1 »Wie ich mein Tigerfeeling fand« 18
Erfahrungsberichte für Frauen 19

Becken und Beckenbodenschichten 22
Weibliches Becken 23
Powerzentrum Organheber: Die innere Schicht 26
Folgen eines erschlafften Beckenbodens 26
Freundschaftsdienst Kompensation 27
Schwache Blase ganz stark 28
Den Puls des Lebens spüren – nicht nur beim Sex ... 29
Dammschnitt oder Dammriss, Kaiserschnitt 30
Menstruation und Schwangerschaft 31
Ein solides Fundament schaffen 35
Vom Kampfsport zum Tigerfeeling 41

2 »Wie ich mein Tigerfeeling fand« 42
Erfahrungsberichte für Männer 43

Becken und Beckenbodenschichten 48
Männliches Becken 48

Strammsteher, Hänger, Tiefschlurfer: Männerhaltungen 49
Becken und Beckenbodenschichten 50
Entlastung für die Prostata 51
Muskeln ja, aber ... 51
Für Männer und Frauen 58

3 Übungsteil 62

Prinzipien des Trainings und Grundpositionen 64
1. Stehen 65
2. Sitzen 67
3. Liegen 68
4. Knien 69
5. Atmung 70

Den Beckenboden finden Grundprogramm 20 Minuten 72
1. Kontakt aufnehmen 73
2. Beckenstand wahrnehmen 74
3. Bauchnabel auf Reisen 76
4. Atem als Infotaxi 77
5. Brustwirbeldreh 78
6. Fußglück mit V im V 79
7. Hockergrätsche 80

Tigerfeeling intensiv Intensivprogramm 45 Minuten 82
1. Rücken lang 83
2. Rückenschmeichler mit Schielepuls 85
3. Bauchwunder 86
4. Fußsohlenfrosch 88
5. Pedalo 89
6. Pedalo bewegt 91
7. Kleine Brücke 93
8. Große Brücke 94
9. Beinschere 96

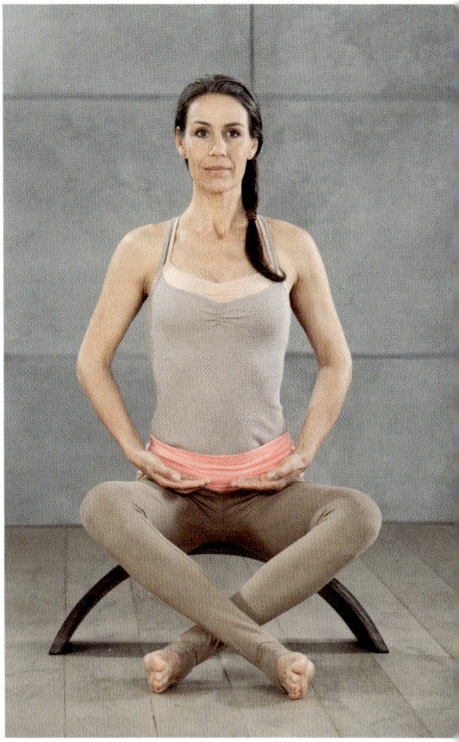

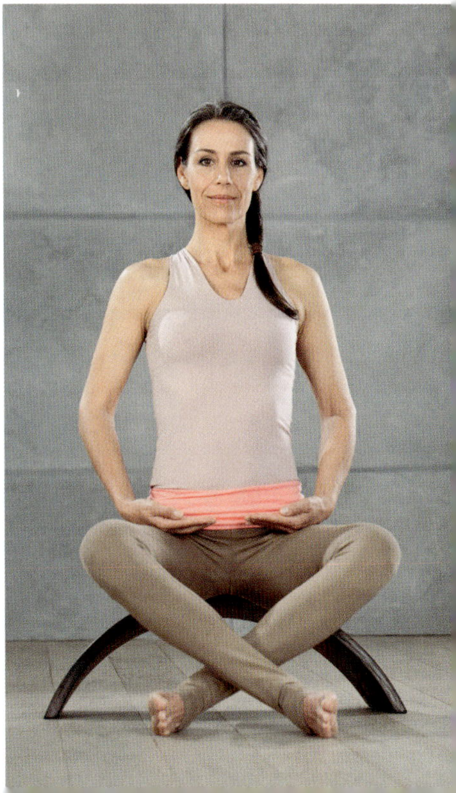

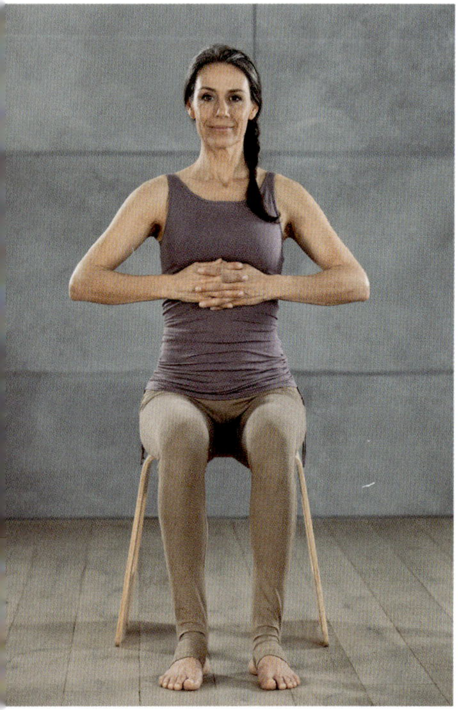

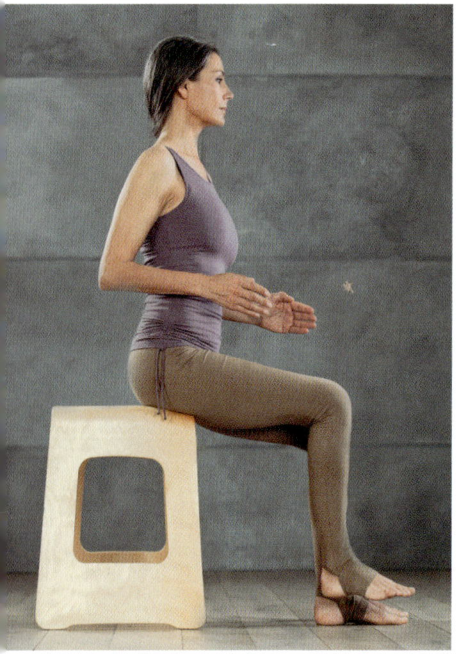

10. Unterschenkelstand mit Organrutsche 98
11. Vierfüßler bewegt 100
12. Pyramide aus der Superhocke 102
13. Schneidersitz 104
14. Sitzlauf mit Überkreuzdehnung 106
15. Steilhang mit Schikanen 108
16. Wandgrätsche 110
17. Wand-Pliés hüftschmal 112
18. Aufrecht mit Schielepuls 113

Tigerfeeling für jeden Tag Kurzprogramme 7 Minuten 114
1. Ausrichten 115
2. Sitzlauf 116
3. Hüftdehnung 116
4. Fersensauger 118
5. Sitzlauf mit Brustwirbeldreh 119
6. Ausrichten und aufspannen 120
7. Schielende Sitzbeinhöcker 121
8. Beine federleicht 122
9. Bein in die Luft 123
10. Wandstand 124
11. Bauchnabeltanz 125
12. Freiheit für die Schultergelenke 126
13. Und loslaufen! 127

4 Abspann 128

Das Glossar der CANTIENICA®-Vivatomie 130
Das Becken 131
Schambein 133
Sitzbeinhöcker 133
Steißbein 134
Beckenbodenmuskulatur 135

Die drei Schichten des Beckenbodens 136
1. Die äußere Schicht 136
2. Die mittlere Schicht 137
3. Die innere Schichtv 139
Hüftmuskeln 140
Pyramidenmuskel 141
Vernetzung der Tiefenmuskulatur 142
Wirbelsäule, 24-Stunden-Aufspannung 143
Autochthone Rückenmuskulatur 144
Kopf hoch, Kronenpunkt 145
Kopfträger, Atlas/Axis 146
Brustkorb aufrichten 147
Zwerchfell 148
Arme 150
Schultern 150
Beine 152
Beinachse, Verschraubung 152
Scharniergelenk Knie 154
Fußhaltung 155
Längsgewölbe und Quergewölbe des Fußes 156

Testimonials 157
Kein harter Block mehr 157
Tiefenwirksame Körperarbeit 158
Ein neues Körpergefühl 159
Senkung spurlos verschwunden 160
Schöner singen dank Tigerfeeling 161

Anhang
Weiterführende Links 162
Register 163
Impressum 168

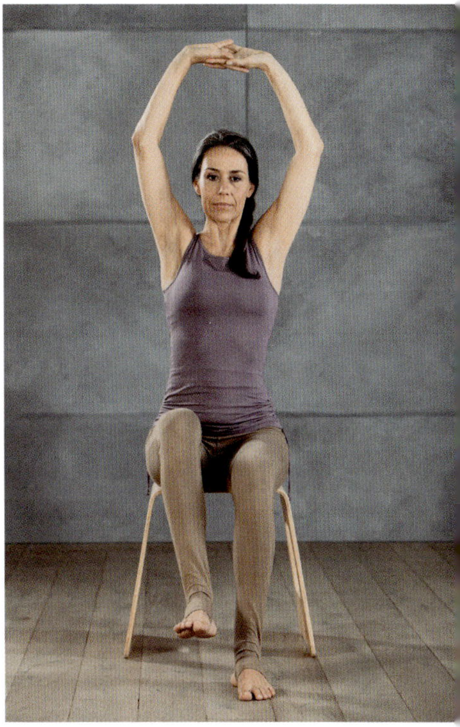

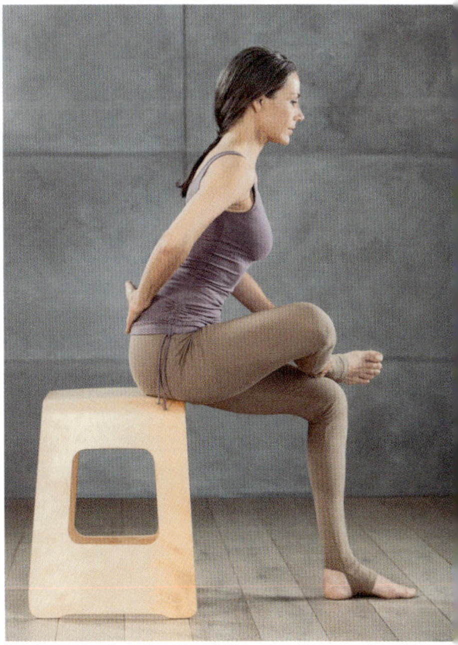

Beckenboden: Sohle bis Scheitel

Liebe Leserin, lieber Leser!

Achtung: Wenn Sie Kegel-Übungen erwarten, sind Sie hier falsch. Wenn Sie einen Lift durch die Vagina hochziehen möchten, sind Sie hier falsch. Wenn Sie das Becken kippen möchten, bis eine Bandscheibe zwischen zwei Lendenwirbeln rausspringt, sind Sie hier falsch. Wenn Sie Hanteln mit dem Penis tragen möchten, sind Sie hier falsch. Wenn Sie die Schließmuskeln zusammenziehen möchten, bis die Zähne knirschen, sind Sie hier falsch. Wollen Sie ein Training, das die Beckenbodenmuskulatur natürlich, leicht umsetzbar und alltagstauglich erklärt und umsetzt: Hier sind Sie richtig.

Der Mensch ist ein Hochhaus aus Knochen. Ein Hochhaus braucht Stabilität. CANTIENICA® Körper in Evolution schöpft alle Möglichkeiten des Wunderwerks Menschenkörper aus und holt die Stabilität aus den Bändern (Ligamenten), Sehnen, den skeletthaltenden Muskeln, den Faszien und aus den muskulären Zwischenstockwerken.

Die tiefste Schicht des Beckenbodens ist so ein Zwischenstockwerk. Die Anatomie nennt diese Schicht Anusheber (Levator Ani). Meine Vivatomie nennt sie Organheber, denn das macht die Muskelschale im Becken: Sie hält Darm, Blase, Gebärmutter und Eileiter bei Frauen, Darm, Blase, Prostata in Männerkörpern. Das funktioniert nur, wenn kein Druck »von oben« auf die Organe und den Boden des Beckens einwirkt. Für diesen Halt von oben, diese Entlastung des Beckenbodens ist das zweite Hauptstockwerk verantwortlich: das Zwerchfell. Es wächst in der embryonalen Entwicklung als eine Membran mit dem Organheber. Sie trennen sich im Laufe der ersten Entwicklungswochen im Mutterleib in Unterteil und Oberteil, in Schale und »Deckel«, lebenslang verbunden und vernetzt.

Das Zwerchfell ist an der Atmung beteiligt. Wird es bei jedem Atemzug gut gebraucht, so ist es stark, flexibel und tragfähig. Lungen, Herz, Halswirbelsäule und der Schädel sind auf diese Tragfähigkeit und Kraft des Zwerchfells angewiesen. Kann das Zwerchfell durch Fehlhaltung und Fehlgebrauch dieses Tragen nicht erfüllen, so drückt alles nach unten, auf Leber, Magen, Nieren, Blase, Gebärmutter, Prostata und schließlich auf den Beckenboden, und der ist heillos überfordert. Deshalb schließt sinnvolles, nachhaltiges, alltagstaugliches Beckenbodentraining immer das Zwerchfell ein.

Das Hochhaus und seine Zwischenstockwerke werden in meinem Beckenbodentraining bei jeder, absolut jeder Übung trainiert. Jede Übung ist ein Ganzkörpergeschehen. Voraussetzung ist die Aufrichtung. Auf-Richtung. Vom Boden weg, in die Länge, in die Freundschaft mit der Schwerkraft. Diese Grundlänge aus den Knochen ist die wichtigste Voraussetzung für gesunde, tragkräftige, bewegliche, kraftvolle und robuste Zwischenstockwerke.

In der wahren Aufrichtung stehen alle Gelenke frei, kein Knochen reibt am anderen. Die Vorderseite des Körpers ist gleich lang und gleich weit wie die Rückseite. Nichts kippt, nichts drückt, nichts behindert, nichts reibt. In dieser wahren Aufrichtung unterstützen der Organheber und das Zwerchfell jeden Atemzug und jede Bewegung. Gut erlernt und konsequent in den Alltag eingebaut, müssen Sie sich um die Zwischenstockwerke nicht mehr sorgen. Im wahrhaft aufgerichteten Knochenhochaus braucht es keinen Beckenboden-Murks mit den Schließmuskeln. Sie können leisten, was die Natur für sie vorgesehen hat: schließen, wenn Schließen gebraucht wird und öffnen, wenn es die Öffnung braucht.

Übertraining der Schließmuskeln – also »the Kegels«, die »Vaginafahrstühle«, »the Squeezes«, das Anspannen »bis es schmerzt« – führt zu Hüftgelenkarthrosen, Fußdeformationen, Verspannungen, anfallartigen Inkontinenzen, Vorstülpungen der Hämorrhoiden, Senkungen und Prolapse von Organen, Hernien aller Art, Schmerzen beim Sex für Frauen. Falsches Beckenbodentraining geht stets mit Fehlstellung des Beckens einher. Wird es chronisch gekippt, verkürzen die Psoasmuskeln durch diese Fehlhaltung. Die Bandscheiben der Lendenwirbel werden gequetscht, der Oberkörper wird ebenfalls gekippt, die Fehlhaltung drückt auf die Organe im Unterleib ...

Hier wage ich nach 30 Jahren empirischer Forschung mit Abertausenden Menschen die Behauptung: Hier, genau hier beginnt Ihre Eroberung des besten Körpers Ihres Lebens. Hier enden die Fußschmerzen, die Knieprobleme, die Hüftgelenkschmerzen. Hier endet Ihr Rundrücken, Ihr hervorstehender Bauch. Hier enden Ihre Schulterschmerzen und Nackenprobleme. Sie werden sehen: Das Training macht auch Spaß! Sie lernen Ihren eigenen Körper kennen, von seiner besten Seite, von seiner schönsten Seite.

Herzlich, Ihre

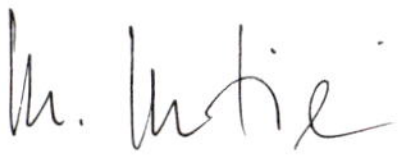

Benita Cantieni

Fundament für die tanzende Seele

»Ich hatte Probleme beim Rennen. Manchmal ging es, und manchmal taten mir die Knie so weh, dass ich fast nicht mehr die Treppen bewältigen konnte, die zu meiner Wohnung führten. Das war sehr merkwürdig, denn beim Tanztraining hatte ich nie Beschwerden, weder mit Rücken, Knien noch mit den Füßen. Warum das so war oder ist, habe ich im Sommer 2010 erkannt. Als ich in jenem Sommer für zwei Monate in der Schweiz war und beim Rennen die Knie wieder einmal ziemlich schmerzten, gab mir meine Mutter einen Tipp. Sie hatte in einer TV-Sendung Benita Cantieni gesehen, die von Dingen gesprochen hatte wie ›Die Haltung trainiert man sich an. Ein krummer Rücken ist nicht naturbedingt, sondern hausgemacht. Knieschmerzen kommen von einer falschen Technik …‹. ›Ah‹, dachte ich, ›genau das, was ich brauche!‹

Ich ging nach der ersten Lektion zur Tramstation und lenkte im Stehen mein Bewusstsein auf Fersenmitte und das Gelenk hinter dem großen Zeh, wie ich es gerade gelernt hatte, und siehe da … ich stand anders da und ich merkte, wie mein Körper sich aufrichtete, und meine Blockaden im Knie waren weg. Ich meldete mich gleich für die Sommeraktion an, und im Sommer drauf nochmals. Insgesamt belegte ich 20 Stunden, und diese Lektionen haben mein Leben immens bereichert. So sehr, dass ich die Basisausbildung für CANTIENICA® Körper in Evolution absolvierte und heute im Studio Zürich unterrichte.

Durch die CANTIENICA®-Methode habe ich ein besseres Verständnis für den Tanz und Bewegung im Allgemeinen gekriegt. Der Sport wurde »cantienisiert«. Auch meine Gesangsstimme hat sich positiv verändert. Wenn der Körper im Lot und alles wunderbar ausgerichtet ist, kann der Atem fließen und die Stimme sich entfalten. Aus einem schnurrenden Kätzchen wird ein singender Tiger.

Zu all meinen Tätigkeiten kam vor vier Jahren noch der Yoga dazu und ich lasse mich gerade ausbilden zum komplementären Therapeuten in Yogatherapie. Die Klarheit der CANTIENICA®-Methode und das Einbeziehen der Körperintelligenz gibt meiner Asana-Praxis das gewisse Etwas. Es bildet ein wunderbares Fundament, auf dem die Seele tanzen kann. Die C-Übungen entfalten sich von innen heraus, aus den Knochen, aus der Tiefenmuskulatur. Hier heißt es: Weniger, aber richtig, ist mehr! Und das ist für jede Yogapraxis ungemein wertvoll, ich würde fast sagen notwendig!

Weniger ist mehr. Basisarbeit kann man nicht zu viel machen. Das ist meine größte Erkenntnis. Ich wusste immer schon, dass im Kleinen die Kraft liegt, aber wirklich erfahren habe ich es erst durch das CANTIENICA®-Training.

Selbsterkenntnis durch Wahrnehmung. Auf den Körper hören lernen. Die Weisheit des Körpers anerkennen. Mein Gesangslehrer sagte: ›Wenn du eine falsche Vorstellung hast, wie ein Ton klingen sollte, kannst du noch so viele körperliche Übungen machen, der Ton wird falsch sein.‹

Körper und Geist bilden in diesem Training eine Einheit, und das unterscheidet die CANTIENICA®-Übungen von vielen anderen Ansätzen. Ich stehe nun anders im Leben, bewusster. Ich stehe aufrecht im Leben, egal, wo der Wind herkommt, ich bewege mich geschmeidig und verliere nie mein Zentrum.«

Marco Stahel, Gossau SG, 48 Jahre

Musicaldarsteller, diplomierter Musik- und Tanzpädagoge, CANTIENICA®-Instruktor, KT-Yogatherapeut i. A.

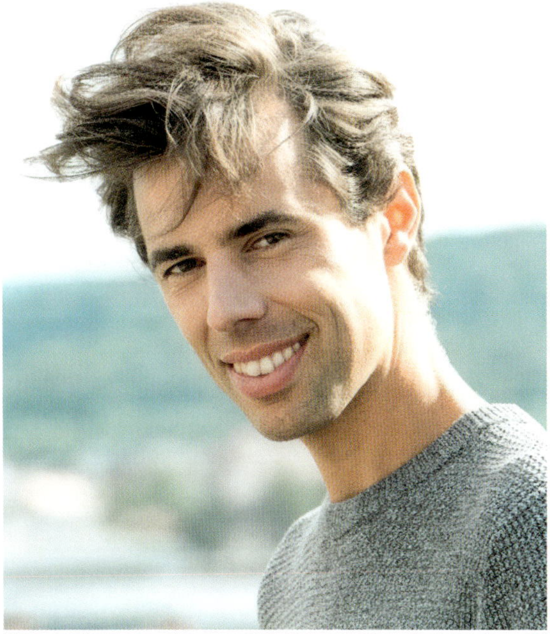

Beckenboden-Check für Frauen

- O Meine Blase verliert beim Husten, Lachen, Niesen ein paar Tropfen.
- O Nach dem Sport ist meine Hose oft verdächtig feucht.
- O Wenn ich unterwegs bin, trinke ich weniger, damit ich nicht dauernd auf Toilette muss.
- O Ich spüre nicht immer, wann meine Blase voll ist.
- O Ich kenne die öffentlichen Toiletten in meiner Umgebung ganz genau.
- O Die Blase hat sich gesenkt.
- O Die Gebärmutter hat sich bereits gesenkt.
- O Ich leide an einem Scheidenvorfall.
- O Mein Darm ist erschlafft.
- O Mich plagen Hämorrhoiden.
- O Mein Bauch steht vor.
- O Mein Bauch ist schlaff.
- O Mein Busen hängt.
- O Ich habe oft schwere Beine.
- O Meine Knöchel sind oft geschwollen.
- O Es wurde bei mir eine Hüftdysplasie diagnostiziert.
- O Ich leide unter Coxarthrose.
- O Ich habe unförmige »Reiterhosen«.
- O Die Form meines Popos lässt zu wünschen übrig.
- O Meine Füße sind platt.
- O Ich habe Senk-Spreiz-Füße mit Hallux valgus.
- O Meine Beine stehen in X-Form.
- O Ich habe oft Krämpfe in den Waden.
- O Ich habe Schmerzen beim Geschlechtsverkehr.
- O Meine Verdauung steht nicht zum Besten.
- O Beim Sport kriege ich sofort Seitenstechen.
- O Ich habe oft Schluckauf.
- O Ich habe oft saures Aufstoßen.
- O Treppen steigen, bergab gehen – schrecklich.
- O Nach der Haus- oder Gartenarbeit plagen mich Rückenschmerzen.

Beckenboden-Check für Männer

- o Ich habe O-Beine.
- o Meine vorderen Oberschenkelmuskeln sind riesig, mein Po ist schlaff.
- o Meine Fersen schmerzen nach dem Laufen oder nach längerem Gehen/Stehen.
- o Die Knie machen mir seit Jahren Probleme.
- o Ich gehe nie ohne Smartphone auf die Toilette.
- o Meine Erektionen verlieren an Härte.
- o Ich habe oft Schmerzen in der Gesäßmuskulatur.
- o Meine Lendenwirbel machen Beschwerden.
- o Ich weiß, wie sich eine Diskushernie anfühlt.
- o Ich bin mit dem Hexenschuss bestens bekannt.
- o Ich hatte/habe einen Leistenbruch.
- o Mein Bauch hängt über den Gürtel.
- o Beim Joggen plagt mich schnell Seitenstechen und ich muss pausieren.
- o Meine Füße weisen einen Hohlrist auf.
- o Meine Schultern sind chronisch verspannt.
- o Meine Achillessehnen sind verkürzt.
- o Der Hüftbeuger ist chronisch verkürzt.
- o Meine Prostata beginnt sich zu vergrößern.
- o Ich musste mich einer Prostataoperation unterziehen.
- o Die Hämorrhoiden werden immer mehr und schmerzhaft.
- o Es tröpfelt nach beim Wasserlassen.
- o Ich fühle mich nach dem Stuhlgang oft nicht ganz sauber.
- o Ein Bein ist kürzer als das andere.
- o Fersensporn? Kenne ich. Tut höllisch weh.
- o »Hohlfuß und Hammerzehen«, stellte der Arzt fest.
- o Ich laufe alle Schuhabsätze sehr schief ab.
- o Klar weiß ich, wie sich eingeklemmte Nerven anfühlen.
- o Bänderriss (Sehnenriss, Meniskusschäden) – kenne ich.
- o Reflux (Sodbrennen, saures Aufstoßen) ist bei mir chronisch.

Auswertung der Checklisten

Wenn Sie auch nur eine Frage mit Ja beantworten mussten, so werden Sie von diesem Buch profitieren. Denn der »Beckenboden« bildet zusammen mit dem Zwerchfell das Zentrum der Tiefenmuskulatur. Der »Beckenboden« ist die sprichwörtliche Mitte, von der aus sich alle Muskeln vernetzen lassen, die das Skelett zusammenhalten. Von dieser Mitte aus werden die Knochen optimal zusammengehalten und bewegt.

Ich setze den »Beckenboden« bewusst in Anführungszeichen. Er ist zwar in aller Munde und wer sich fit hält, meint heutzutage, er trainiere auch den »Beckenboden«. Jedes Sportstudio, jedes Fitnesstraining, jeder Turnverein, neuerdings auch die Studios für Kraftsport – alle bieten sie Beckenbodentraining an oder behaupten, die Muskeln des Beckenbodens würden mittrainiert. Und dann werden doch wieder nur Pobacken angespannt und Schließmuskeln strapaziert.

Kurz: Der Beckenboden boomt zwar. Doch ist sehr selten »Beckenboden« drin, wenn »Beckenboden« draufsteht. Immer noch.

Wenn Sie beim Wasserlassen den Strahl anhalten können: Schon recht heiß, die Spur. Nett, hat mit Beckenboden aber nichts zu tun. Wenn Sie die Schließmuskeln richtig toll anspannen können: nett, hat mit Beckenboden aber nichts zu tun. Wenn Sie als Frau in der Vagina imaginär Lift fahren können: nett, hat mit Beckenboden aber nichts zu tun. Wenn Sie den Bauchnabel einziehen und die queren Bauchmuskeln anspannen können: nett, hat mit Beckenboden aber nichts zu tun. Wenn Sie als Mann das Gesäß anspannen können, bis der Anus schmerzt: definitiv nicht nett. Und hat mit Beckenboden nichts zu tun.

Der eigentliche Beckenboden, der wirklich und wahrhaftig den Unterboden des Beckens bildet, ausgerechnet den hat die Medizin ganz ungeschickt getauft: Er heißt offiziell Anusheber, Levator Ani. Ich hätte ihn Rumpfboden getauft. Oder Beckenboss. Aktuell nennen wir ihn in CANTIENICA® Körper in Evolution »Organheber«. Er wird gebildet aus zweimal fünf fächerartig und symmetrisch angelegten Muskeln, die vorne und hinten und zu den Seiten hin verlaufen, die alle Knochen des Beckens verbinden, halten, schützen, stützen und beweglich machen. Dieser Muskelverbund, der unter anderem auch den Anus hebt, ist der eigentliche Boden des Torsos. Er liegt im sogenannten kleinen Becken wie eine Schale. Er erfüllt mindestens acht Aufgaben, und zwar grandios:

- Er steuert die Bewegungen des Beckens und der Beine.
- Er trägt die Organe des Unterleibes, er schützt und stützt sie.
- Er bildet das Fundament für eine gute Haltung.
- Er hält die Lendenwirbel gesund.
- Er übernimmt das Gewicht des Rumpfes und erleichtert so den Füßen, den Knien und den Hüftgelenken die Bewegungsarbeit.
- Er hält den Pudendusnerv leitfähig und lebendig und steigert so bei Mann und Frau das Lustempfinden.
- Er ist die Grundlage für einen knackigen Po, einen flachen Bauch und schöne, gerade Beine.
- Er ist das Zentrum für Leichtigkeit und Anmut in der Bewegung.

Wie aus der Bauchwand ein Bauchboden wurde

Die Bauchwand musste sich in einen Bauchboden verwandeln, als und weil sich der Mensch auf zwei Beinen aufrichtete.

Da musste aus dem, was bis dahin hinten war, ein Unten werden. Wo sich vorher das Gewicht an der langen Mittelachse, der Wirbelsäule, verteilte, musste plötzlich ein kleiner Boden den aufgerichteten Rumpf halten. Die Evolution hat diese Aufgabe meisterhaft gelöst: Der Bauchboden besteht aus einer soliden, mehrschichtigen Muskelkonstruktion. Sie wird in der anatomischen Fachsprache in drei Lagen (Schichten, Etagen) unterschieden, die sich für drei unterschiedliche Aufgaben spezialisiert haben.

DIE ÄUSSERSTE SCHICHT BILDEN DIE SCHLIESS- UND SCHWELLMUSKELN

Die Schließmuskeln haben die Aufgabe, sich zu öffnen und zu schließen. Nicht mehr und nicht weniger. Die vordere Schlinge umhüllt bei der Frau den Scheidenausgang und den Blasensphinkter. Sie wird aus den Schwellmuskeln gebildet (Musculus bulbospongiosus). Beim Mann liegt die vordere Schlinge um die Peniswurzel, besteht ebenfalls aus Schwellmuskelfasern (Musculus bulbospongiosus) und unterstützt den Harnleiter, den Samenleiter und die Erektion. Der hintere Schließmuskel ist bei Mann und Frau für die Entleerung des Darmes zuständig.

Die mittlere Schicht erstreckt sich vom Schambein bis zu den Sitzbeinhöckern und bildet die Wand des Unterbauches. Bei der Frau umbettet die mittlere Schicht die Vagina (Scheidenvorhof), beim Mann die Öffnung für die Harnröhre und die Blutzufuhr zum Penis. Diese beiden äußeren Schichten sind am Damm mit der innersten, flächengrößten und wichtigsten Beckenbodenschicht verbunden, dem Levator Ani. Er ist bei Frauen und Männern identisch angelegt. Die CANTIENICA®-Methode konzentriert sich auf diese innerste Schicht, denn wenn dieser Organheber kräftig und trainiert ist, sind die beiden anderen Schichten entlastet und können ihre Aufgaben perfekt erfüllen.

Der Organheber liegt wie eine Muskelschale im kleinen Becken. Er ist an der Vorderseite des Körpers mit der Bauchmuskulatur verbunden, seitlich mit den Hüftmuskeln, hinten mit den Rückenmuskeln. Ist der Organheber fit, so bildet er ein regelrechtes Zwischenstockwerk im Hochhaus Mensch. Die Wirbelsäule hat ein Fundament, sie hat Halt, von hier aus kann sie sich nach oben aufspannen. Dieses Aufspannen aktiviert wertvolle Tiefenmuskeln.

Die Hüften und Beine werden entlastet und gewinnen jene Leichtigkeit, die auch die Formen schön macht. Der Organheber ist Heimat der Sexualnerven, der Pudendusnerv mit seinen feinen Verästelungen wird durch die vermehrte Muskelaktivität ebenfalls fitter und leitfähiger, mit dem Resultat, dass die sexuelle Lust überhaupt wächst oder, nach Entbindungen oder Operationen, wieder zurückkehrt.

Menschen und Schränke: Ein bisschen Beckenanatomie

Stellen Sie sich Ihren Körper einmal als Schrank vor. Damit die Regalbretter und Dinge darin halten, braucht er einen Boden. Nun stellen Sie sich vor, dass dieser Schrank sich von Ort zu Ort bewegen, auf seinen Beinen gehen kann. Dafür ist die Mobilität des Bodens besonders wichtig.

Ich bleibe noch einen Moment beim Bild mit dem Schrank: Der Inhalt des Schrankes ist variabel, er dehnt sich aus und zieht sich zurück. Er füllt und leert sich im Laufe des Tages selbstständig, Neues kommt rein, Altes geht raus. Für so einen Schrank wäre es ideal, wenn sein Boden elastisch wäre, also nachgeben könnte. Manchmal benimmt sich der Schrank eigenartig, er atmet nach unten. Er niest. Er hustet. Der perfekte Schrankboden hätte auch noch die Fähigkeit, Erschütterungen entgegenzuwirken, sie abzupuffern. Exakt so einen Boden hat unser Rumpf. Wir Menschen haben den perfekten Unterboden! Er hat einen einzigen Nachteil: Er »muss« gewartet, sprich gebraucht und trainiert werden, um lebenslänglich perfekt zu funktionieren. »Muss« steht in Anführungszeichen, weil ich Ihnen zeigen und beweisen möchte, dass es kein Muss und kein Müssen ist, sondern dass es Spaß macht und dass es sich vom ersten Moment an so gut anfühlt, dass der Körper mehr davon will.

Das Becken ist eine sehr flexible Konstruktion. Sie besteht aus sieben Knochen. Je drei dieser Knochen wachsen beim heranwachsenden Kind zusammen zu je einer Beckenschaufel – der linken und der rechten. Verbunden werden die beiden Schaufeln durch das Kreuzbein. Es ist ausgestattet mit je einer Gelenkfläche, an der die Beckenhälften (Beckenschaufeln) entlanggleiten können.

So. Jetzt trennen sich die konventionellen Geschlechter Frau und Mann für zwei Kapitel, denn das männliche Becken und sein Beckenboden sehen anders aus als die beiden weiblichen Pendants.

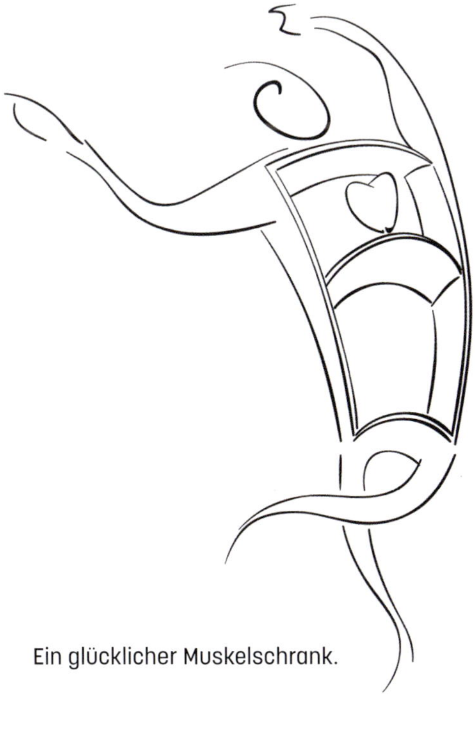

Ein glücklicher Muskelschrank.

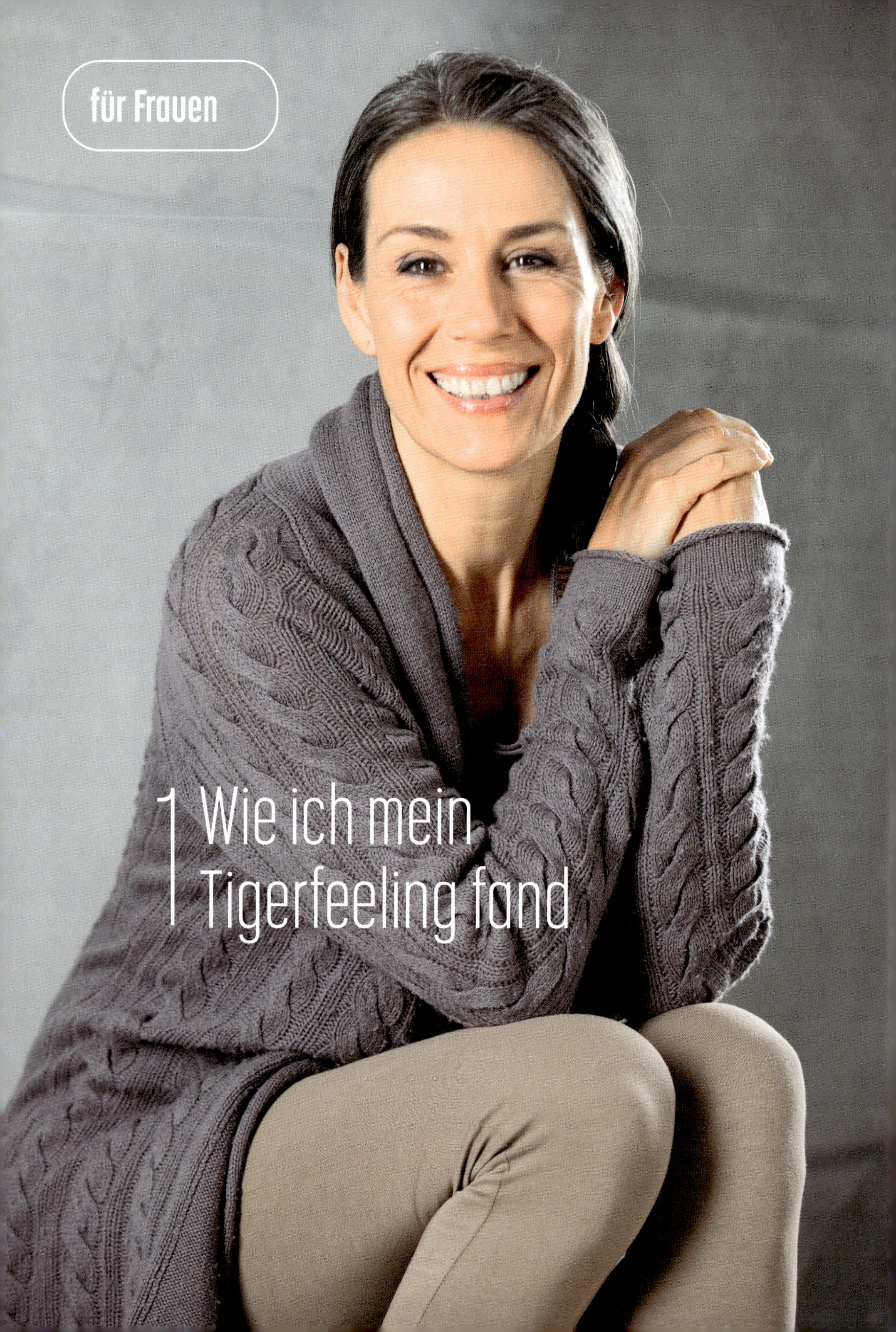

1 Wie ich mein Tigerfeeling fand

Sind Sie noch unsicher, ob sich der Aufwand für Sie lohnt? Haben Sie das eine oder andere »Ja, aber ...« auf Lager? Zu alt, zu krank, zu unfit? Lassen Sie sich von den folgenden Lebensgeschichten motivieren. Ihr Tigerfeeling wartet darauf, geweckt zu werden.

EINE HEILUNG IN FÜNF TAGEN

»Fallbeispiel Dana. Dana (Name geändert) ist eine Freundin aus der Kindheit. Schon als Zehnjährige war sie sehr groß und extrem sportlich. Ein Naturtalent. Unsere Wege gingen auseinander, als ihre Eltern sie auf ein renommiertes Sportgymnasium schickten. Ihr Schwerpunkt: Volleyball. Später spielte sie jahrelang in der Profiliga in Wien. Bis eine Verletzung ihre Karriere beendete. Dana hörte mit dem Hochleistungssport auf, arbeitete für einen Sporttextilhersteller. Mit 39 Jahren brachte sie ihr Töchterchen zur Welt.

Als ich Dana nach vielen Jahren wieder traf, war sie 41. Sie war immer noch groß und schlank, doch irgendwie anders, da war nichts mehr von ihrer sportlichen Dynamik zu sehen. Gekrümmt, hager und steif wirkte sie in ihrem braunen Hosenanzug. Dana erzählte von ihren gesundheitlichen Problemen, sie erlitt einen Gebärmutterprolaps kurze Zeit nach der Entbindung, ein operativer Eingriff erfolgte. Die Operation lag gerade mal drei Monate zurück, doch der Gebärmutterhals rutschte schon wieder durch die Scheide. Ich erzählte ihr von CANTIENICA® Körper in Evolution, Dana war sehr interessiert. Sie griff nach jedem Strohhalm, denn sie hatte keine Lebensqualität mehr. Sie durfte ihre Kleine nicht mehr heben. Sie konnte mit ihr nicht mehr toben, denn alles fiel in diesen Momenten ›unten durch‹. Sie hatte keinen Lebenspartner, an Zärtlichkeiten war ja gar nicht zu denken. Sie traute sich kaum unter Menschen, denn jeder Toilettengang war eine Herausforderung.

Ich lud sie ein, mich für ein paar Tage in München zu besuchen, um mit mir zu trainieren. Dana sagte sofort zu und kam wenige Tage später. Sie war sehr offen und für alles bereit. Gute Voraussetzungen. Ich bat Dana, einen Bikini anzuziehen. Wir machten eine knallharte Bestandsaufnahme, bei welcher mir das eigentliche Ausmaß ihrer selbst gemachten und antrainierten Körperschäden bewusst wurde. Es ging bei ihren deformierten Füßen (Hallux valgus, Senk-Spreiz-Fuß) los. Käsig-weißes, diffuses, lebloses Gewebe an Füßen, Waden und Oberschenkeln, übersät mit lilafarbenen Krampfadern. Ausgeprägte Cellulite. O-Beine. Das Becken steif und gekippt. Brustkorb eingesunken. Rippen deformiert. Brustbein gestaucht. Die Wirbelsäule

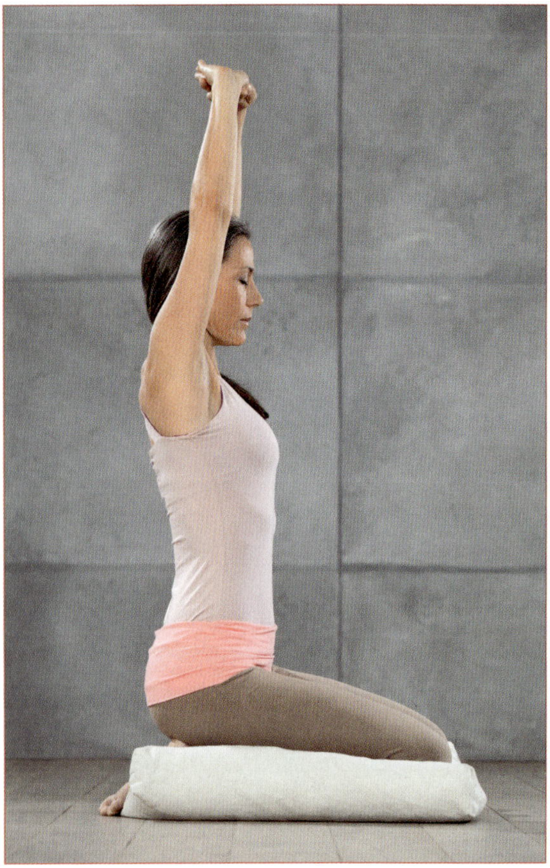

verformt zu einem echten Buckel. Die Schultern hochgezogen und festbetoniert. Kopf im Nacken. Truthahnhals. Kinn verschwunden.

Zähne deformiert. Die gesamte Mimikmuskulatur Richtung Boden hängend. Wie außen, so innen: Dana konnte kaum essen, sie nahm nur vier bis fünf Esslöffel Nahrung zu sich, dafür fast jede Stunde. Es ging nicht anders. Sie litt an Reflux und Gastritis, wohl durch die verkürzte Thoraxmuskulatur verursacht. Voller Vertrauen zog Dana plötzlich ihre Bikinihose aus und zeigte ›Es‹, das Ding, das aus ihrer Scheide rutschte. Ich schluckte. In meiner Verlegenheit schlug ich vor, dem ›Es‹ einen Namen zu geben. Da Dana schon lange ohne einen Partner lebte, entschieden wir uns für eine männliche Form: ›der Kumpel‹.

Wir fingen sofort an zu trainieren, um dem Kumpel seinen richtigen Platz wiedergeben zu können. Dana blieb fünf Tage. Wir trainierten von morgens bis spätabends, mit kleinen Pausen dazwischen. Wir richteten aus und auf, aktivierten Muskeln, dehnten Knochen, mobilisierten Gelenke, massierten und streichelten, pulsierten und rotierten, atmeten und visualisierten überall am und im Körper. Es war sehr anstrengend, für Dana und für mich, doch die ersten Erfolge kamen schnell. Schon am nächsten Tag war der Reflux wie weggeblasen, Dana aß normale Portionen mit großem Appetit. Der kluge Körper erinnerte sich an die früheren sportlichen Zeiten, trotz ausgewachsenen Muskelkaters arbeitete Dana weiter, ihr Körper lernte schnell und veränderte sich dankbar in die neue Leichtigkeit.

Dana, *Wien, 41 Jahre, ein Kind*
Aufgezeichnet von Judit Schmidt, München, CANTIENICA®-Instruktorin
www.gesunde-linie.de

EIN HALTUNGS- UND LEBENSKONZEPT

Inkontinent mit 30 Jahren nach zwei Entbindungen. Ich? Nein. Mit dieser Malaise konnte und wollte ich nicht alt werden. Zu sehr liebte ich Bewegung, Sport, Tanz, das Leben. Ich machte mich auf die Suche nach Möglichkeiten, wieder dicht zu werden. Konventionelles Beckenbodentraining mit viel Anspannung. Kegeltraining, »pressen, pressen, pressen«. Elektrostimulation. Letzteres empfand ich als entwürdigend. Weitersuchen. Da, ein CANTIENICA®-Studio, das in Berlin Beckenbodentraining anbot. Unbekannte Methode. Mal sehen. Wer weiß ... Ich erwartete, dass wieder die Muskeln »da unten« bearbeitet würden. Doch nein, es wurde der ganze Körper trainiert. Von Sohle bis Scheitel. »Im CANTIENICA®-System sind alle Beschwerden immer ein Ganzkörpergeschehen«, lernte ich.

Ich wurde wahnwitzig perfektionistisch in eine Position begleitet, um dann klitzekleinste Bewegungen durchzuführen. Dazu sollte ich von unten nach oben und von links vorne nach rechts hinten atmen, überkreuz und spiralig gewickelt. Gleichermaßen irritiert wie fasziniert ließ ich mich darauf ein. Meine diffusen Rückenschmerzen in der Lendengegend waren nach dieser ersten Lektion verschwunden und ich fühlte mich fantastisch – aufgerichtet und irgendwie aktiviert aus den Knochen.

Sport hatte schon immer eine wichtige Rolle in meinem Leben gespielt, aber was ich jetzt lernte, war anders. Es war kein Training mit Schmerz, Schweiß und hochrotem Kopf, gefolgt vom anschließenden Abhängen auf dem Sofa. Nein, es war ein Haltungs- und Lebenskonzept. Je länger ich trainierte und je tiefer ich in die Methode eintauchte, umso länger hielt sich die Aufrichtung meines Körpers.

Leichtes Joggen wurde wieder möglich. Heute, 20 Jahre später, tanze ich leidenschaftlich, ich surfe mit meinen Söhnen um die Wette, ich sause auf Skiern über Berghänge. War da was? Selbst bei starkem Husten lernte mein Körper, den Druck im Zwerchfell abzufangen, um so meinen Beckenboden zu entlasten. Nun unterrichte ich selbst seit 20 Jahren in meinem eigenen Studio in Berlin.

Ist CANTIENICA® Körper in Evolution ein Wundermittel? Nein, natürlich nicht. Und irgendwie doch: Die Methode funktioniert für jeden Menschen, der bereit ist, Zeit, Achtsamkeit und auch ein bisschen Anstrengung in sich zu investieren. Es lohnt sich!

Cornelia Wassermann
Master Teacher CANTIENICA® Körper in Evolution
www.imneuenraum.de

Becken und Beckenbodenschichten

für Frauen

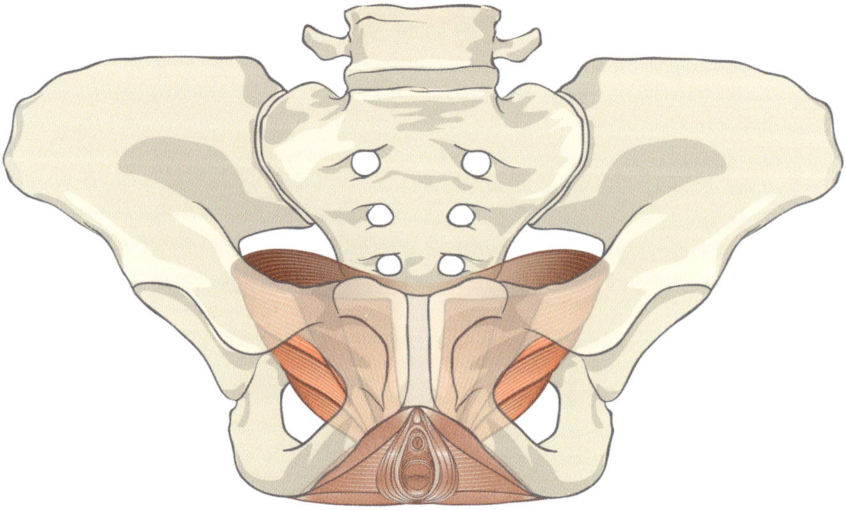

Weibliches Becken

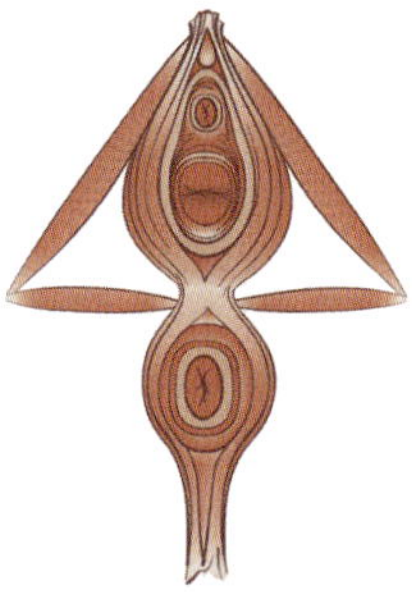

Weibliche Schwell-Schließmuskeln

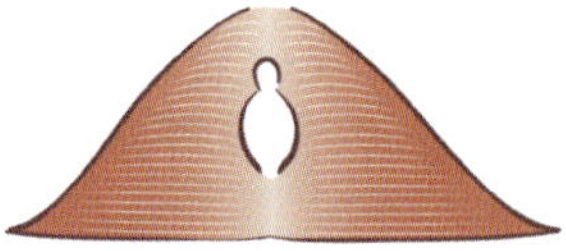

Mittlere Muskelschicht

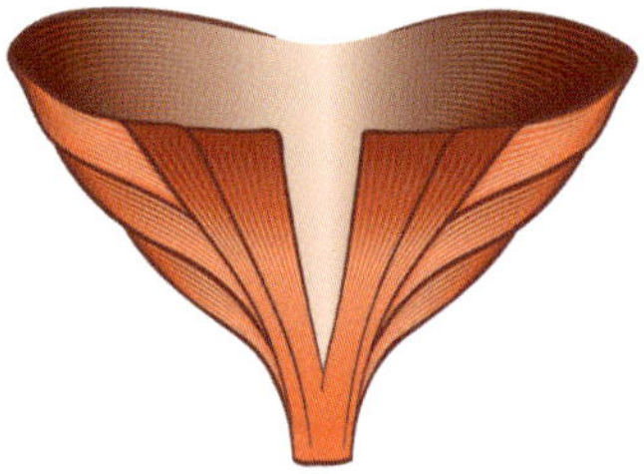

Organheber: die innere Schicht

Weibliches Becken

Das weibliche Becken ist so konstruiert, dass darin ein kleiner Mensch heranwachsen und nach neun Monaten geboren werden kann. Das heißt, es ist breiter und kürzer als das männliche Becken und gewinnt dadurch an Volumen und Beweglichkeit. Der eigentliche Beckenboden besteht aus der Muskelgruppe, die den Organheber bildet. Die beiden anderen Schichten sind zusätzliche Verstärkungen dieses Bodens. Die mittlere Schicht bildet ein Stück Bauchwand zwischen den Ästen der Sitzbeinhöcker gleich unter dem Rand des Schambeines. Sie ist Wand, nicht Boden. Die sogenannte äußerste Schicht ist eine schmale Schlaufe mit Schließ- und Schwellmuskeln. Bei der Frau sind das der Schließ- und Schwellmuskel für die Vagina und die Schließmuskeln für den Anus – er besteht aus drei Muskelringen, die übereinanderliegen.

SCHLIESSMUSKELN SIND ZUM ÖFFNEN DA

Für Schließmuskeln ist das Schließen wichtig, das ist uns allen klar. Doch ist das Öffnen genauso wichtig. Zum Wasserlassen, für den Stuhlgang, zum Empfangen von Kindern und zum Entbinden. Falsch verstandenes Beckenbodentraining bearbeitet leider fast immer diese äußerste Schicht und schadet ihr auf Dauer mehr, als es nützt. Wird nur die äußerste Schicht für den Beckenboden gehalten, so kann das zu Beschwerden führen.

Werden Muskeln trainiert, so werden sie dicker und kräftiger. Der Schwellmuskel, der den Scheidenausgang umgibt, kann durch zu viel Anspannen die Vagina so eng machen, dass sogar das Einführen eines Tampons schmerzt, von einem Penis ganz zu schweigen. Im Extremfall kommt es zu Scheidenkrämpfen. Tritt ein Scheidenkrampf während der Penetration auf, so ist er außerordentlich unangenehm. Ich kenne Frauen, die sich vor »klassischem« Sex mit dem Liebsten jahrelang nur noch fürchteten, weil sie immer mit einem Krampf rechnen mussten. Durch das Tigerfeeling-Beckenbodentraining lernten diese Frauen, wie sie die Schließ- und Schwellmuskeln und die Muskeln der mittleren Schicht erstens bewusst unterscheiden und zweitens genauso bewusst und absichtsvoll entspannen können. Der Krampfspuk ging vorbei, der Sex machte wieder Spaß.

Es berichten auch immer wieder Frauen, dass ihnen herkömmliches Beckenbodentraining Entzündungen der Harnröhre und der Blase einbrachte. Durch die hausgemachte, übertriebene Enge durch zu viel Training entsteht am Sphinkter der Harnröhre Reibung, diese arbeitet die Bakterien regelrecht in die Harnröhre, wo sie Entzündungen auslösen. Manchmal verkrampfen sich auch die Müskelchen des kleinen Schwellmuskels der Harnröhre. Das verursacht den betroffenen Frauen Schmerzen und Brennen beim Wasserlassen, oft ohne nachweisbare Entzündung. Oder der Muskel klemmt den Strahl mittendrin ab, muss bewusst wieder entspannt werden, damit sich die Blase vollständig leeren kann.

Manche Menschen mühen sich mit den abschließenden Muskeln so verbissen ab, dass sich die ganze Rumpfmuskulatur verkürzt und das Becken in

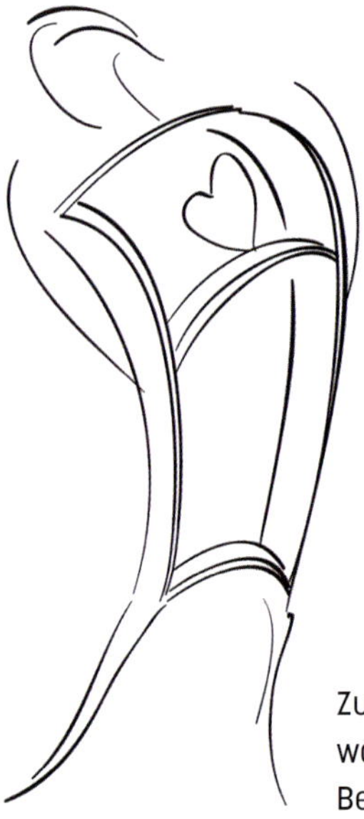

Zu enge Schrankwände klemmen den Beckenboden ein.

eine unangenehme und physiologisch unsinnige Kippung schnellt. Resultat ist ein verspannter Unterbauch, der oft auch kugelig hervorsteht. Das kann auf Dauer zu Spannungen, Spannungsschmerzen im Unterbauch führen. Auch Schmerzen während der Periode rühren oft von der Beckenhaltung und der Beschaffenheit des Beckenbodens her. Beckenkippen, egal in welche Richtung, zwingt manche Muskeln in die Verkürzung, andere in eine Überdehnung. Die Bänder und Sehnen müssen alles mitmachen, was die Muskeln ausbaden müssen. Die Gebärmutter ist zum Rücken hin mit Bändern vernetzt. Durch die hormonellen Schwankungen im Zyklus ändert sich die Durchblutung im Unterbauch. Ein Blutstau in diesen Bändern kann schmerzhafte Sensationen auslösen.

Hämorrhoiden entstehen, wenn, Zitat Solveig Hoffmann, »der Abfluss der Venengeflechte um den Darmausgang durch Druck von oben oder durch einen zu hohen Tonus der Schließmuskeln gestört ist«. Salopp übersetzt: Die überspannten Schließmuskeln drücken Krampfadern aus dem eigenen Enddarm. Die betroffenen Frauen spüren, dass etwas nicht gut schließt, und meinen, sie müssten den After (Schließmuskel, Anus) noch mehr anziehen. Dadurch verschlimmern sich die Schwellungen der Hämorrhoiden, sie stehen immer kräftiger hervor, schmerzen, bluten. An Sauberwischen nach dem Stuhlgang ist nicht mehr zu denken. Für viele klingt es zu Anfang paradox, wenn sie hören, dass sie lernen müssen, den Anus zu entspannen. Ich versuch's noch mal mit dem Beispiel des Schrankes: Wer möchte, dass der Schrank den Inhalt trägt, achtet darauf, dass Wände, Zwischenwände und Boden solide sind und den Inhalt tragen. Die Schranktüre steht in diesem Bild für die abschließenden Muskeln. Die Türe gibt den Inhalt frei oder hält ihn drin. Sie trägt ihn nicht.

KNOCHEN IM SCHRAUBSTOCK: DIE MITTLERE SCHICHT

Falsch verstandenes oder falsch umgesetztes Training der mittelschichtigen Beckenbodenmuskulatur kann die Knochen des Beckens in Positionen ziehen, die sämtliche Bein- und Beckengelenke ungünstig beeinflussen: Die Gelenkteile haben nicht mehr den nötigen Abstand, der sie gesund hält, sondern reiben an manchen Stellen aneinander. Und wo Knochen aneinanderreiben, entsteht Arthrose. Ein zu starkes Zusammenziehen der äußeren und mittleren Schicht wird oft reflexartig kombiniert mit einem zusätzlichen Anspannen der Gesäßmuskeln. Die Hüftgelenke werden eng, die Oberschenkel werden in eine X-Bein-Stellung gezwungen. Das schadet den Kniegelenken und zwingt auch die Füße in eine Haltung, die ihnen schadet.

Beschwerden der Lendenwirbelsäule haben immer mit einem nicht körperbaugemäßen Stand des Beckens zu tun. Steht das Becken falsch, so wird das Kreuzbein gestaucht und verformt, die Wirbelsäule kann sich nicht mehr vollkommen aufspannen. Der Brustkorb »beantwortet« die Kippung des Beckens zwangsläufig und steht ebenfalls ungünstig. Der anatomisch gute Gebrauch der Beckenbodenmuskulatur schafft Raum für die Lendenwirbel, beugt Bandscheibenschäden vor, verhindert, dass sich Nerven einklemmen können. Auf dem gut gestellten Becken kann sich die Wirbelsäule fast schwerelos auf- und ausrichten, denn der Organheber ist über den vielfach gespaltenen Muskel (Musculus multifidus) vernetzt mit der sogenannten autochthonen Muskulatur, einem Verbund von über 200 kleinen Muskeln, die darauf spezialisiert sind, die Wirbel auseinander zu halten und kreuz und quer mit Becken, Brustkorb und Rippen zu verstreben. Dieser Muskelverbund schützt und stützt die Wirbel einzeln und im Team, er hält die Lendenwirbel stabil und verleiht den Brust- und Halswirbeln ihre grandiose Beweglichkeit.

Powerzentrum Organheber: Die innere Schicht

Wird der eigentliche Beckenboden – der Levator Ani – trainiert, so werden gleichzeitig die anderen Muskelschichten entlastet und können sich wieder in Ruhe ihren angestammten Aufgaben widmen. Übertraining des Organhebers habe ich bis heute nicht angetroffen – obwohl ich mir auch das vorstellen kann. Im »Ohne Fleiß kein Preis«-Eifer bringen Menschen durchaus Unwahrscheinliches zustande. Der Organheber schützt und stützt die Organe. Darm, Blase, Gebärmutter, Eierstöcke, Nieren, Magen liegen im und über dem Organheber. Je schmaler die Sitzbeinhöcker und je weiter die Beckenschaufeln stehen, umso besser ist der Halt, den diese Organe genießen. Ist der Beckenboden erschlafft, so klafft das knöcherne Becken am Unterrand auf, die Organe sinken nach unten und haben keinen Halt.

Folgen eines erschlafften Beckenbodens

Ein erschlaffter Beckenboden geht praktisch immer mit einem schlaffen Zwerchfell einher. Stellen Sie sich unseren Schrank noch einmal vor: Er enthält zwei Einlegeböden übereinander. Beide sind … sagen wir mal … etwas marode und rissig und dadurch instabil: Sie hängen durch. Jetzt holt sich der Schrank eine Erkältung und muss kräftig husten. Das obere Brett donnert explosionsartig auf den weichen Inhalt, der auf dem unteren Brett liegt. Das aber ist zu schwach, um dagegenzuhalten. Und gibt also nach. Die weichen Teile werden nach unten gedrückt, im schlimmsten Fall sogar durch die Öffnungen hindurch (Prolaps der Blase, Gebärmutter, Scheidenwände). Beim Niesen und Lachen werden dünnwandige, schwache Einlegeböden genauso strapaziert.

Nun sind wir Menschen allerdings die genialsten Schränke der Welt. Eine gesunde Zwischenlage, ein kräftiger Einlegeboden hält Husten, Lachen, Niesen aus. Alles, was das Zwerchfell abfedern kann, entlastet den Beckenboden – und umgekehrt. Deshalb ist jede CANTIENICA®-Übung immer eine Ganzkörperübung. Wir ziehen dabei nicht nur unten einen Einlegeboden ein, sondern verstärken auch den oberen. Damit das Zwerchfell Herz und Lungen trägt und schützt und der Organheber alle anderen Organe.

Bereits gesenkte Organe werden durch anatomisch gutes Training wieder angehoben. Bei mir wurde mit 17 die Senkung der Gebärmutter diagnostiziert, ausgelöst durch die verkrümmte Wirbelsäule. Heute, mit 75, ist die Gebärmutter ideal platziert.

Noch interessanter finde ich die Sache mit der »Wanderniere«. Die wurde bei mir entdeckt, als ich im Teenageralter war. Die Wanderniere war auch sehr gern krank, Nierenbeckenentzündungen entwickelten sich im Abonnement, Mitte 20 entdeckten meine Nierchen, dass sie Steine produzieren können.

Seit ich meine Methode entwickle, also seit 1993, sind die Nieren sesshaft, das Organfett ist weg, und sie entwickeln keine Entzündungen und keine Steine mehr. Ich nehme an, dass die vorteilhafte Ausrichtung der Beckenknochen die Nieren zwischen den umliegenden Organen einbettet und das Wandern so ein Ende hat. Zu den Steinen und den Infekten habe ich keine Theorie. Vielleicht sind Nieren auf Wanderschaft einfach anfälliger als gut beheimatete, wohlbehütete.

Was die Niere kann, kann auch die Blase: Es ist möglich, die gesenkte Blase durch sinnvolles Training der gesamten Beckenmuskulatur wieder anzuheben, ebenso die Gebärmutter. Es ist selbstredend einfacher, eine leichte Senkung, die erst kurz wirkt, zu beheben als eine schwere Senkung, die bereits seit Jahren besteht.

FREUNDSCHAFTSDIENST KOMPENSATION

Der Körper reagiert auf alles, was ihm geschieht, erst mal freundlich. Er schickt uns Warnschmerzen. Hören wir auf diese nicht oder wissen wir nicht, wie wir angemessen auf die Schmerzen reagieren könnten, so verschafft uns der Körper Zeit, indem er kompensiert. »Ich weiche mal auf Plan B aus«, sagt er sich. Plan B ist fast immer die zweitbeste Lösung, vorübergehend okay, doch gefährlich, wenn aus dem Provisorium eine dauerhafte Sache wird. Das führt dann zu ernsthaften Störungen.

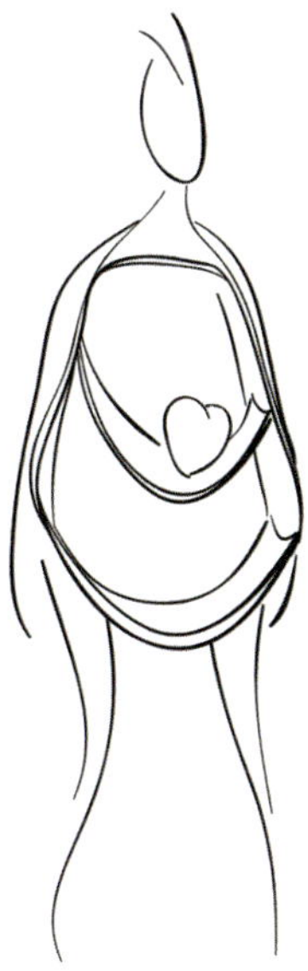

Ausgeleierte Regale hängen durch.

SCHWACHE BLASE GANZ STARK

Ein perfektes Beispiel für das, was ich meine, ist die Blase. Sie versucht, die Funktionen des Organhebers zu übernehmen, wenn der ausfällt. Sie will überbrücken, was der Boden nicht mehr schafft. Die Diagnostik hat für die »schwache Blase«, sprich Urininkontinenz, viele Bezeichnungen. Es wird unterschieden zwischen Stressinkontinenz, Dranginkontinenz, Überlaufinkontinenz, hormonell bedingter Inkontinenz – wahrscheinlich existieren noch andere Definitionen. Ich unterscheide viel simpler in mechanische Inkontinenz, verursacht durch Muskelschwäche und Fehlhaltung und daraus resultierender Druckbelastung, Abknickung, Absenkung. Sie lässt sich durch das CANTIENICA®-Beckenbodentraining beheben. Die zweite Gruppe fasse ich unter krankheitsbedingter Inkontinenz zusammen, also Entzündungen, Tumoren und so weiter. Und all das gehört selbstverständlich in medizinische Behandlung.

Frauen mit »schwacher Blase«, die sich leicht erkälten, nach Geschlechtsverkehr oft Blasenentzündungen haben, können die medikamentöse Therapie durch dieses Training unterstützen. Eine Blase, die hoch im Becken sitzt, eingebettet in robuste Muskulatur und mit einem langen Harnweg, entzündet sich weniger schnell als eine Blase, die sich abgesenkt hat. Die Folgen falsch verstandenen Beckenbodentrainings habe ich ja bereits ausführlich beschrieben: Übertraining der mittleren und der äußeren Schicht kann Zystitis begünstigen, berüchtigt als »Flitterwochenkrankheit« (Honeymoon-Zystitis) bei jungen Frauen: Blasenentzündungen durch ausgiebigen und ausgedehnten Geschlechtsverkehr. Bei Frauen in der Menopause führt das Austrocknen der Schleimhäute zu mehr Blasenempfindlichkeit. Ihr Gynäkologe, Ihre Gynäkologin weiß Rat. Es gibt neuerdings gute pharmazeutische Produkte zur Vorbeugung bei häufig auftretenden Blasenentzündungen.

Drückt der Oberkörper ungebremst auf den Unterkörper und hält der Beckenboden nicht dagegen, so versucht das nächstbeste Organ, den Druck von oben zu halten. Bei der Frau ist dies die Blase. Das kluge Organ versucht, durch Verdickung des Bodens den nicht arbeitenden Organheber zu ersetzen. Reagiert der Mensch darauf nicht, so wird der Blasenboden immer dicker, und die Blase kann ihre ursprüngliche Aufgabe nicht mehr perfekt erfüllen. Sie schickt die Signale »Ich bin voll« unregelmäßig aus, sie kann sich nicht mehr vollstrahlig entleeren, weil sie als Muskel eben nicht mehr die Geschmeidigkeit hat, es kommt zu Inkontinenz. Meistens fängt es mit relativ harmlosem Tröpfeln beim Husten, Lachen, Niesen an und steigert sich schließlich zur ausgewachsenen Inkontinenz. Umgekehrt lernt die Blase gern und schnell: »Ah, der Chef da unten arbeitet wieder, ich kann mich entspannen.«

Die Verdickungen bilden sich zurück, die Blasenmuskeln werden wieder geschmeidig und aktiv und übernehmen die Arbeit. »Bei einer bereits vorhandenen Senkung funktioniert der Schließmuskel der Harnröhre nicht mehr. Bei der Druckerhöhung im Bauch durch Husten, Lachen, Niesen ist die Blase nicht dicht«, ergänzt Solveig Hoffmann. Findet diese Druckerhöhung nicht statt, weil das Zwerchfell den Druck »abfedert«, so wird die Blase sofort entlastet.

DEN PULS DES LEBENS SPÜREN – NICHT NUR BEIM SEX ...

Auch die Erschlaffung der Vagina hängt unmittelbar mit dem Organheber zusammen. Werden die Sitzbeinhöcker näher zusammengezogen, so öffnet sich der obere Rand des Beckens, es wird weiter. Die Muskelschicht, die vom Organheber gebildet wird, wird sprungtuchartig höher in den Körper gezogen. Der Damm bleibt gleichzeitig am angestammten Ort. Den Ausgleich zwischen der angehobenen Muskelplatte und dem stationären Damm besorgt der Hals des Organhebers. Je trainierter die Muskelschicht ist, umso länger ist ihr Stiel oder Hals, eine offizielle Bezeichnung gibt es für dieses starke Stück Muskel nicht. Die Vagina verläuft parallel zu diesem Muskelhals. Je länger dieser Hals, umso länger ist auch die Vagina. Eine lange Vagina ist eine straffe Vagina, und eine straffe Vagina ist enger als eine verkürzte, erschlaffte. Die Vagina selbst ist kein Muskel und auch nicht direkt mit Nerven versetzt, sonst wären wir Menschen längst ausgestorben, zu schmerzhaft wäre eine Entbindung. Sie ist muskulär auf den Organheber angewiesen, und der beteiligt sich bei sexuellem Tun intensiv am Geschehen. Der Pudendusnerv, der die Genitalnerven stellt, macht die Vagina empfindsam – oder eben nicht. Am Verlust intensiver Erlebnisfähigkeit in und um die Vagina ist die Erschlaffung des Organhebers beteiligt. Oder eine Verletzung während einer Geburt (Dammschnitt, Dammriss, Levator-Ani-Riss oder -Überdehnung).

Sie lernen im Übungsprogramm, auf verschiedene Arten mit Ihrem Organheber zu pulsieren. Dieses Pulsieren geht in Fleisch und Blut über. Es wird automatisch. Sie werden früher oder später, ich hoffe für Sie, es sei früher, jeden Schritt, den Sie machen, aus dieser tiefsten Tiefenmuskulatur ausmachen. Sie werden beim Sitzen am Computer spüren, wie der Organheber pulsiert und Sie mit neuer Energie versorgt. Sie werden eines Nachts erwachen und staunend feststellen, dass sich Ihr Körper mit sich selbst beschäftigt. Und beim Sex wird der Organheber zu einer Art Lustmotor, der Ihnen pulsierend alles zur Verfügung stellt, was Sie sich wünschen. Dieses selbsttätige Pulsieren steigert auch die Leitfähigkeit des Genitalnervs, der dem Pudendusnerv entspringt, der sich wiederum vom Kreuzbeingelenk durch die inneren Gesäßmuskeln, durch den Organheber zu den Schamlippen, zur Klitoris und in den Unterbauch schlängelt. Je mehr Impulse dieses Nervengeflecht durch den Organheber zur Verfügung bekommt, umso intensiver sind die Empfindungen.

DAMMSCHNITT ODER DAMMRISS, KAISERSCHNITT

Frauen, die Kaiserschnitte für Entbindungen benötigten oder wünschten, berichten mir, das Areal um die Kaiserschnittnarbe herum sei jahrelang taub gewesen, und durch das CANTIENICA®-Beckenbodentraining sei sehr bald wieder Gefühl in den Unterbauch gekommen. Mehrere Frauen beschrieben, dass sie nach dieser Wiederbelebung der tauben Körperstelle viel intensivere klitorale Orgasmen erleben und überhaupt mehr Lust auf Sex haben. Ich stelle mir vor, dass beim Kaiserschnitt feinste Ausläufer des Nervengeflechts, das von den Genitalien in den Unterbauch reicht, verletzt wurden und durch die Muskelreize beim Training nachwuchsen. Es gibt Gynäkologinnen, die mir diese Theorie bestätigen: Bei jeder Operation würden Nerven in Mitleidenschaft gezogen. Solveig Hoffmann sagt, sie habe über 100 Kaiserschnitte gemacht und nie Verletzungen des Pudendusnervs festgestellt. Das liegt vermutlich an der empathischen Sorgfalt, die Solveig in alles legt, was sie macht. Einig sind wir uns wiederum bei der Wirkung des Trainings: Es fördert die Lust der Frauen, auch und gerade bei jenen, die nach Kaiserschnitten, aus welchen Gründen auch immer, lustlos waren und lustlos blieben.

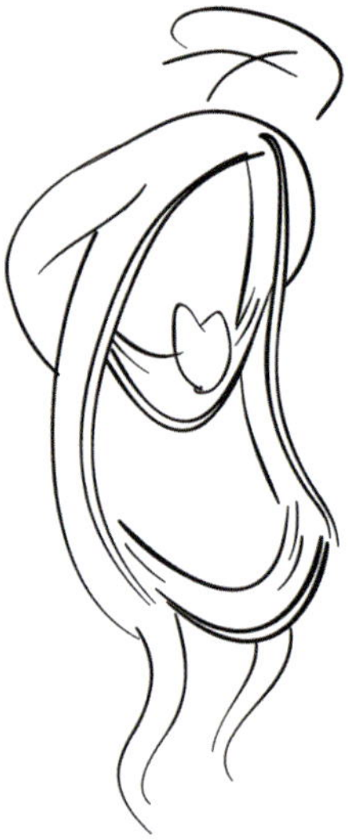

Der Schrankboden hält nicht mehr.

Wenn also eine Frau nach dem Kaiserschnitt keine oder wenig oder kaum oder selten Lust auf sexuelle Unternehmungen hat, so ist das nicht einfach der Psyche zuzuschreiben und hat nichts mit postnataler Depression zu tun, es ist oft »nur« eine Sache des Zusammenspiels zwischen Muskeln, Nerven, Durchblutung. Durch konsequentes Training bringt Tigerfeeling auch dieses Feeling wieder zurück: Nervenenden sind fein verästelt und können nachwachsen, sich erneuern. Die Klitoris und die Schamlippen mit den Schwellkörpern profitieren von konsequentem Training der Muskulatur. Der Anus sowieso, das Rektum liegt ja direkt im Hals des Organhebers, und dieser Abschnitt des Beckenbodens wird intensiv trainiert.

Auch Dammschnitte, Dammrisse ziehen oft Ausläufer des Pudendusnervs in Mitleidenschaft und stören die Lust an der Lust. Massieren Sie die Narbe(n) sanft und zwischen zwei Fingern, um sie weich zu halten oder weich zu kriegen, und zusammen mit der filigranen Muskelvernetzung und dem »Eigenleben« des Organhebers werden sich die Nervenenden wieder regenerieren. Das geht natürlich schneller unmittelbar nach einer Entbindung. Und trotzdem freuen sich die Nerven und Narben auch 40 Jahre später noch über Zuwendung und reagieren lustfördernd darauf.

MENSTRUATION UND SCHWANGERSCHAFT

Viele Frauen berichten, das Training habe ihren Menstruationszyklus ausgeglichen, die Regel komme regelmäßig, kürzer und schwächer. Die neue Haltung und der erhöhte Tonus in der gesamten Muskulatur beeinflussen die Hormone, die der Körper produziert. Davon profitieren Frauen, die unter dem prämenstruellen Syndrom leiden, sie sind den Stimmungsschwankungen viel weniger unterworfen. Das gleiche gilt für die Schwangerschaft: Die Stimmungsschwankungen sind sehr viel geringer, wenn der Körper aufgespannt und muskelstark ist. Hebammen, die mit der CANTIENICA®-Methode Schwangere während, vor und nach der Geburt begleiten, beobachten, dass Frauen mit Kraft aus dem Beckenboden keine postnatalen Depressionen erleiden.

Ciao, PMS!

Ich kannte keine Menstruationsschmerzen. Doch in meinen späten 30ern schlugen sie zu, unbarmherzig. Jeden Monat litt ich zwei Tage lang unter heftigen Unterleibskrämpfen und schluckte Medikamente wie Pfefferminzbonbons. Ich verstärkte die Beschwerden durch meine schlechte Haltung, davon bin ich heute überzeugt. Als Kind hatte ich gelernt, Zusammenkrümmen sei ein wirksames Mittel gegen Bauchschmerzen. Ich krümmte mich, sobald meine Tage einsetzten. Das wurde zum fatalen Teufelskreis.

Heute weiß ich aus Erfahrung: Aufrichten, den Bauch in die Länge dehnen, den Unterleib entknittern – das wirkt sofort und nachhaltig. Mein Körper verstand es nach nur einem Monat CANTIENICA®-Training. Bis dieses Körper-Wissen in meinem Kopf ankam, dauerte es etwas länger. Ich musste ein neues Körpermuster erlernen, mich daran erinnern, immer wenn die Schmerzen wieder zuschlugen: aufspannen, aufspannen, aufspannen.

Heute, fünf Jahre später, sind die Schmerzen Geschichte. Auch mein Hormonhaushalt profitiert maßgeblich von meinem regelmäßigen CANTIENICA®-Training. Der zuvor chaotische Menstruationszyklus hat sich eingependelt, die starken Blutungen haben sich von sieben auf zwei Tage reduziert, und ich fühle mich auch während der Periode energiegeladen und kraftvoll.

Die CANTIENICA®-Methode wirkt sich auch positiv auf mein emotionales Wohlbefinden aus. Stimmungsschwankungen erlebe ich kaum noch. Und wenn meine psychische Verfassung doch einmal ins Wanken gerät oder meine Stimmung einen Tiefpunkt erreicht, hilft mir das Training zuverlässig, wieder ins Gleichgewicht zu kommen. Und dass Benita Cantieni ganz in meiner Nähe lebt und unterrichtet, empfinde ich als großes Glück.

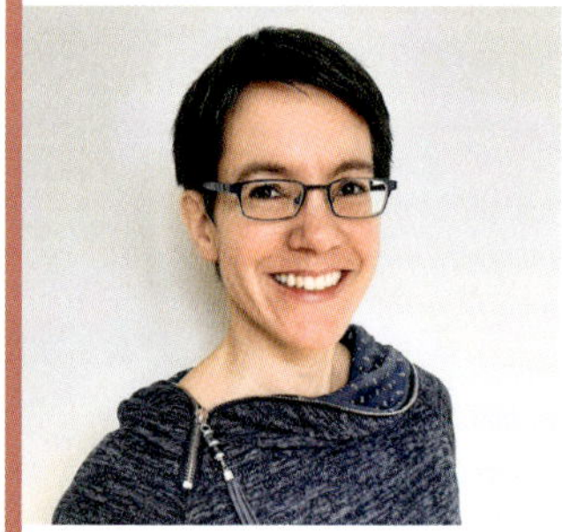

Nicole Looser, 47

CANTIENICA®-Instruktorin
Studio Zürich und Wettingen
Pflegefachfrau HF. Fachfrau Gesundheitsförderung und Prävention MAS
https://cantienica.com/studiozuerich/

Wechseljahre! Welche Wechseljahre?

Schließlich, und davon kann ich selbst ein lautstarkes Lied singen, verlaufen die Wechseljahre bei vielen Frauen irgendwie im Sand. Ich habe in meiner Menopause ein einziges Symptom: keine Periode mehr. Alles andere kenne ich nur aus den Erzählungen anderer Frauen. Zuweilen fühle ich mich fast ein bisschen benachteiligt, weil ich keine Ahnung habe, wie sich die fliegende Hitze anfühlt. Ich schlafe meistens wunderbar, schwitze nicht, träume gut.

»Ich kam ganz gezielt für das Training des Beckenbodens in Ihre Kurse«, schrieb mir eine 63-jährige Frau. »In der Zeit verbesserten sich meine hormonbedingten Depressionen eklatant. Das freute mich, doch brachte ich den Umstand nicht mit dem Körpertraining in Verbindung.« Als der Beckenboden wieder kräftig war und alle Organe wieder an ihren angestammten Platz zurückgefunden hatten, vernachlässigte Frau K. das Training. »Innerhalb von vier Wochen waren die Depressionen zurück. Ich begann wieder zu trainieren, und es brauchte lediglich ein paar Tage, bis meine Stimmung wieder hell war.«

Und schön macht es auch noch …

CANTIENICA® Körper in Evolution holt die optimale Länge und Form aus den Knochen. Dieses Ausrichten aller Knochen von Sohle bis Scheitel bringt alle Skelettmuskeln des Körpers in eine Grunddehnung, einen Grundtonus. Das ist eine dynamische Bewegungsbereitschaft. Allein schon diese Aktionsbereitschaft aller Muskeln zaubert unansehnliche Pölsterchen an Taille, Rücken, Bauch weg. Werden die Muskeln aus dieser Grunddehnung noch bewusst vernetzt und jetzt gezielt gekräftigt, so entsteht Schönheit als Nebenprodukt. Der Organheber zieht die Gesäßmuskeln hoch und formt sie von innen rund und knackig, ohne die Kastenform mit »Love handles«, die übertriebenes Gesäßtraining bei Frauen oft hervorruft. Der Bauch wird flach, die Taille schön schmal und die Reiterhosen verschwinden buchstäblich wie von Zauberhand, denn sie sind durch Fehlstellung der Beckenknochen an die Seiten »verirrte« Muskeln. Auch die Innenschenkel werden schön geformt. Allerdings nur, wenn Sie wirklich und wahrhaftig ablassen vom Beckenkippen und von den »falschen« Beckenbodenschichten. Dann sehen Sie vor dem Spiegel in der perfekten Aufspannung zwischen den Oberschenkeln durch. Falls die Oberschenkel sich berühren, vielleicht sogar ein kleines, gebeultes »Muskelkissen« bilden, können Sie sicher sein: Sie machen noch zu viel. Oder etwas falsch, wenn Sie das lieber hören.

Ich kann Ihnen die schönen Formen unabhängig vom Gewicht versprechen. Ich wog vor ein paar Jahren 20 Kilogramm mehr als heute, als die Schilddrüse sich verabschiedete; »genug Stress für ein Frauenleben, ich bin amortisiert«, beschloss sie, in Arztsprech Hashimoto-Thyreoiditis. Die Formen waren genau gleich, einfach zwei Kleidergrößen mehr (ja, nur zwei, denn die 20 Kilogramm verteilten sich gleichmäßig und perfekt – bis, ja, bis auf das Doppelkinn). Die 20 Kilogramm verteilten sich stramm auf den ganzen Körper, und kein Mensch glaubte mir, dass das 20 Kilogramm mehr waren.

Kettenreaktion von den Füßen bis zum Becken

Ich fand schöne Füße immer schon eine Augenweide, bei Frauen und Männern. Und was hatte ich bis vor ein paar Jahren für Kartoffelstampfer! Gesenkt, gespreizt, links mit einem gigantischen Überbein am Großzehgrundgelenk bestückt (Hallux valgus), rechts auch noch richtig platt. Ich habe sie natürlich gepflegt, meine Füße, nach allen Regeln der Fußpflegekunst, Hornhaut geschrubbt, Nagelhäutchen entfernt, Nägel geölt und poliert und gepudert und gelackt. Es half alles nichts. Meine Füße waren nicht schön. Und dann begann ich mit der Körperforschung. Ich entdeckte vor 20 Jahren, dass der Fuß direkt über die Beinachse mit allen Beckengelenken und allen Beckenmuskeln in einer kettenreaktionären Verwandtschaft steht. Werden die Füße gut genutzt, so reagieren die Sitzbeinhöcker sofort, setzen sich in Bewegung, aktivieren den Organheber. Diese Fuß-Bein-Becken-Verbindung ist eines der revolutionären Merkmale meines Beckenbodentrainings. Ich fand heraus, dass diese Kettenreaktion durch alle Gelenke nur funktioniert, wenn der Fuß frei war vom Gewicht des Körpers. Ihr Fuß muss Ihr Gewicht nicht tragen. Sie müssen ihn nicht beschweren, damit er unten bleibt. Trägt sich der Körper an der Mittelachse, in lotrechter Aufspannung, so werden

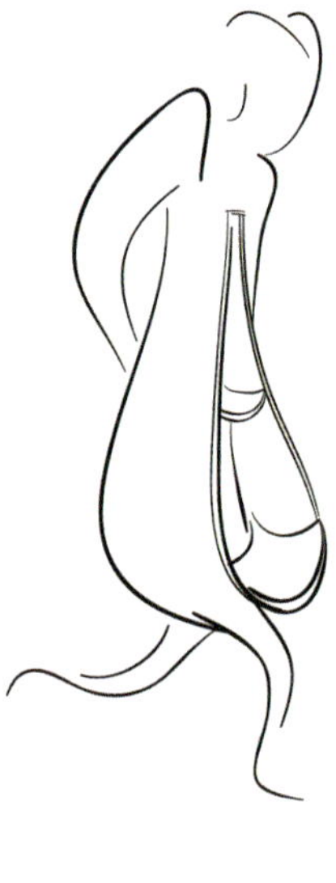

Wie innen, so außen.

die 22 Fußknochen frei. Ich machte die Fußübungen, die ich von Christian Larsen, Initiator und Leiter der Spiraldynamik International, kannte, entwickelte viele neue Übungen für sämtliche Fußmuskeln – und konnte fast zusehen, wie sich die Gewölbe regenerierten, die Muskeln ausbildeten, die Knochen neu sortierten, die Fersenbeine aufrichteten, die Sprunggelenke veränderten, die Knöchel verschlankten. (Trotz Trümmerbruch vor vielen Jahren. Ja! Ich rutschte auf hohen Absätzen von einer Treppenstufe. Ja. Ich.) Der Hallux valgus und die Großzehe regenerierten sich. Der Vorfuß wurde schmal, der Mittelfuß normal, das Längsgewölbe hob sich an, das Quergewölbe wurde schlank, kurz: Ich eroberte schöne Füße zurück.

Zwischen Fuß und Becken sind die Beine. Sie werden durch die Arbeit von beiden Enden gerade gezogen. Viele Frauen neigen zu X-Beinen, Männer eher zu O-Beinen. Wenn Sie mit diesem Programm ernsthaft anfangen, können Sie sich von beidem verabschieden: Die Beinknochen verändern ihre Form wieder und werden gerade. Das wiederum entlastet sämtliche Gelenke: Sprunggelenke, Knie, Hüftgelenke, Kreuzbeingelenke. Bereits vorhandene Arthrosen heilen wieder aus.

EIN SOLIDES FUNDAMENT SCHAFFEN

Ist das Becken in allen Muskeln vernetzt, gleichzeitig stabil und äußerst beweglich, so kann darauf die Wirbelsäule aufgespannt, in Zugspannung gebracht werden. Diese Zugspannung aktiviert die autochthone Rückenmuskulatur, die beste Versicherung gegen Rückenbeschwerden und -deformationen aller Art. Diese Zugspannung ist das Beste, was Sie für Ihre Sehnen und Knochen machen können. Sie verbessert die Durchblutung, unterstützt die Zellerneuerung, aktiviert den Austausch an Nährstoffen und Hormonen aller Art zwischen Blutbahn, Knochen, Sehnen, Muskeln. Druck schwächt die Knochen, Zugspannung kräftigt die Knochen. Dieses Training ist demnach die beste Vorsorge gegen Osteoporose (Knochenerweichung) und andere Knochenerkrankungen, die im Alter als unausweichlich gelten – und eben durch Qualitätstraining einfach und nachhaltig verhindert werden können.

Kontaktübung für Frauen

Sie brauchen einen Stuhl mit möglichst gerader Sitzfläche – ideal ist ein Hocker.

An den Rand des Hockers setzen. Füße, Knie hüftschmal, die Füße bilden ein hauchzartes V, wenn Sie von oben auf die Füße sehen, die Fersen stehen etwas näher als die Großzehen. Ich kann Ihnen für das Selbstcoaching die Faustformel anbieten: Ihre locker geballte Faust passt zwischen die Fersen und zwischen die Knie.

Handrücken auf die Oberschenkel legen. Fersen und Großzehengrundgelenke in den Boden stupsen. Senkrecht. Ohne Kraft. Sie sollten sofort an der Basis des Gesäßes »etwas« spüren. Dieses Etwas sind die beiden Sitzbeinhöcker, die auf das Stupsen reagieren, näher zueinander gehen. Ganz klar spürbar? Super.

Sie spüren nichts? Hände falten. Handinnenflächen zur Decke drehen. Arme möglichst entspannt neben den Ohren zur Decke strecken. Schultern entspannen. Den Brustkorb vom Becken wegziehen, ohne die Schultern wieder hochzuziehen. Nur zu. Vertrauen Sie auf Ihre Muskeln. Die können das.

Jetzt bewegen Sie den Oberkörper am Stück gerade nach vorne, ganz wenig. Mit Fersen und Großzehengrundgelenken stupsen. Sie spüren die Sitzbeinhöcker jetzt? Aha. Sie gehören zu denen, die das Becken nach vorne kippen, also nicht auf, sondern hinter den Sitzbeinhöckern sitzen.

Das Wichtigste haben Sie damit schon gelernt: Es kommt darauf an, wie das Becken steht. Steht es anatomisch ungünstig, ist der Zugang zur Beckenbodenmuskulatur erschwert. Wer perfekt sitzt, sitzt auf dem absoluten Mittelpunkt der Sitzbeinhöcker und spürt die Knochen nicht, nur die Sehnen, Muskeln, Faszien um die Sitzbeinhocker herum. Sie bilden da eine Art Verkehrsknotenpunkt. Wir nennen diese Kreuzung der Beinsehnen, Oberschenkelmuskeln, Kreuzbeinbänder, Hüftmuskeln, Gesäßmuskeln »Feuerstelle«. Wenn diese Feuerstelle aktiv ist, ist Ihr Becken aufgerichtet. Wer hinter den Sitzbeinhöckern sitzt, empfindet meist einen unangenehmen Knochenschmerz, anfangs dumpf, mit der Zeit richtig und eindeutig unangenehm.

Sie spüren nichts? Okay. Dann bleibt nur noch eine Möglichkeit: Sie sitzen im Hohlkreuz, drücken die Rippen nach vorne und das Gesäß nach hinten. Bewegen Sie den Torso am Stück leicht nach hinten, bis der Unterrand des Brustkorbes exakt und bündig über dem Oberrand des Beckens steht. Stupsen mit Fersen und Großzehengrundgelenk. Reagieren die Sitzbeinhöcker? Gut.

Nützt auch nichts? Probieren Sie die »Kontaktübung für Männer« (Seite 57f.)

aus. Kann sein, dass Sie die Gesäßmuskeln einsetzen und deshalb nicht an Ihre Sitzbeinhöcker kommen.

Hände lösen, Handrücken wieder auf die Oberschenkel legen. Denken Sie sich die Oberarmknochen lang. Jetzt auf Achselhöhe die Oberarmmuskeln ausdrehen, also von vorne nach hinten, ohne den Arm zu bewegen. Das richtet den Brustkorb auf und zieht schon mal das Zwerchfell stramm.

Aus den Leisten jetzt die Oberschenkelmuskeln ausdrehen, ohne die Beinknochen zu bewegen. Falls Sie den Eindruck haben, in den Leisten tue sich nichts, absolut gar nichts, verschieben Sie die Wahrnehmung zu den Sitzbeinhöckern. Spüren Sie dort eine Sensation, wie klein auch immer, wissen Sie: Es tut sich was.

Bereit für die erste Steigerung? Fersenmitte und Großzehengrundgelenke in den Boden stupsen und gleichzeitig aus den Leisten die Oberschenkelmuskeln ausdrehen. Stups und Dreh. Stups und Dreh.

Wahrscheinlich machen Sie jetzt schon zu viel – in der Überzeugung, mehr vom Guten müsse besser sein. Also stupsen und drehen Sie am rechten Bein und drehen links auf Achselhöhe die Oberarmmuskeln aus. Stups und Dreh am linken Bein, dazu rechts auf Achselhöhe die Oberarmmuskeln ausdrehen. Fühlt sich viel zarter an? Dann ist es gut und richtig. Eine Bewegung, die Sie auf Schritt und Tritt begleiten soll und begleiten will, muss ökonomisch sein, also leicht herzustellen, und elegant in der Wirkung.

Spielen Sie mit Sitzbeinhöckern und Leisten und Oberarmmuskeln weiter, während Sie weiterlesen. Es steht Ihnen selbstverständlich frei, auch den Teil für Männer zu lesen. Denn die Muster sind fließend …

Steigerung: Wolken unter den Fersen vorstellen und diese Wolken einsaugen. Ohne Stups. Der Stups war nur ein Anfängertrick.

Wer mit der Ausdrehung der Oberschenkelmuskeln ohne Knochenbewegung nicht zurechtkommt: Legen Sie ein Fitnessband in die Leisten, entspannen Sie die vorderen Oberschenkelmuskeln und ziehen Sie an beiden Enden zu den Seiten. Schon klappt es.

Richten Sie im Stehen die Sitzbeinhöcker so aus, dass sie unmittelbar hinter Ihre Fersen »zeigen«. Zeigen, nicht ziehen. Das Becken soll auch im Stehen so hoch wie möglich und ganz frei über den Oberschenkelköpfen stehen. Dann, und nur dann, geht es den Hüftgelenken gut und dann, und nur dann, kann der Beckenboden jede Bewegung aus den Füßen als positive Kettenreaktion aufnehmen. Das schon mal als Vorgeschmack, im Detail kommt das Thema bei den Übungen wieder.

Ein neues Zwischenstockwerk im Körper?

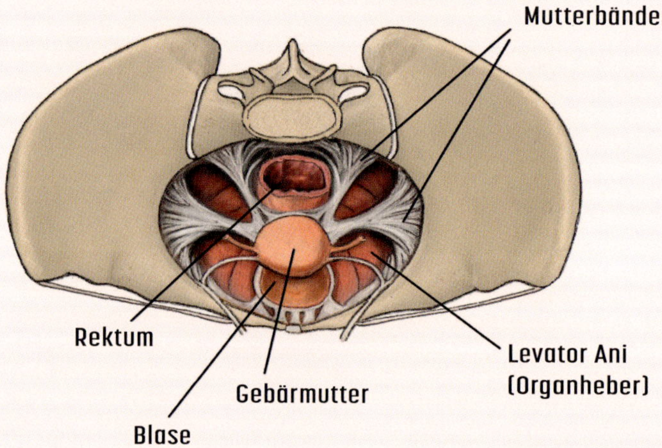

Ja. Ein Zwischenstockwerk aus Faszien mit der wunderbaren Bezeichnung »Mutterbänder«.

Diese Mutterbänder sind Faszien, die den oberen Rand des kleinen Beckens kreuz und quer mit den Organen des Unterleibs verstreben. Diese »Kraftfaszien« vermählen sich regelrecht mit dem sehnigen Oberrand des Organhebers. Gut trainiert und aktiv genutzt, verbinden diese Bänder das Kreuzbein mit den Beckenschaufeln, das Schambein mit dem Kreuzbein. Dazu kommen seitliche Anteile, die sich um die Gebärmutter, um die Blase und um die Harnröhre regelrecht ranken. Diese Bandverstrebungen stabilisieren die Organe, geben ihnen zusätzlichen Halt.

Definition aus dem Internet: »Das breite Mutterband (Ligamentum latum uteri) befestigt den Uterus am seitlichen Beckenrand, während das runde Mutterband (Ligamentum teres uteri) durch den Leistenkanal nach vorn bis hin zu den großen Schamlippen zieht. Die Mutterbänder unterstützen den fast schon schwebenden Halt der Gebärmutter im kleinen Becken.« Dieser »schwebende Halt« unterstützt auch die Eierstöcke und Eileiter. Straff und aktiv »tragen« diese Faszien das reife »Blutei« vor der Menstruation. Schlaff und inaktiv ist diese Stütze nicht vorhanden.

Ich vermute, dass dieser Halt zusammen mit dem aktiven Organheber prämenstruelles Syndrom und Menstruationsbeschwerden verhindert! Frauen, die unter Endometriose leiden, berichten, dass ihnen die bewusste Arbeit mit diesen Mutterbändern die Schmerzen lindert und die Endometriose vor dem Weiterwuchern schützen kann.

Frauen mit erschlafftem Beckenboden haben meist auch schlaffe Mutterbänder. Das Becken kippt haltlos. Ich spüre meine Mutterband-»Ebene«, seit ich die Psoasmuskeln zu Rückenstreckern erkoren habe und dadurch das Kreuzbein freisetzen und schwebend halten kann. Plötzlich war da ein neuer Halt, ein neues Stockwerk. Ich setzte die bewährte Diagonalatmung ein, atmete aus der Mitte nach vorne rechts und hinten links und vorne links und hinten rechts. Oder zuerst nach hinten rechts und vorne links, hinten links nach vorne rechts. Da war was. Ich suchte und fand – die Mutterbänder.

Seither zeige ich dieses Bild Frauen, die nach Entbindungen oder schweren Unterleibsoperationen mit Endometriose und Menstruationsbeschwerden zu tun haben. Ich schlage vor, auf die Illustration zu schauen und über die Vorstellung die Bänder zu aktivieren.

»Ich spüre mein Becken viel klarer durch die Mutterbänder, stabiler und mittiger.«

»Ein völlig neuer Zugang zu meinem heiligen Knochen, dem Sakrum.«

»Durch die Aktivierung der Mutterbänder kann ich den Hals des Organhebers deutlich spüren und anheben. Meine Stuhlinkontinenz wird von Tag zu Tag weniger.«

»Mittlerweile bin ich meiner Endometriose dankbar. Sobald ich ›ihre‹ Schmerzen spüre, weiß ich: Ich bin nicht mehr aufgespannt, mein Becken hängt. Vor allem weiß ich, was ich tun kann, um die Schmerzen augenblicklich aufzuhalten.«

Ein paar Feedbacks aus meiner empirischen Mutterbandforschung. Ich bin überzeugt, dass diese zusätzliche Zwischenebene meinen Bauch von innen stützt und dehnt. Zusammen mit dem Pyramidalismuskel hält sich die Bauchdecke von innen straff und gedehnt, meine Figur ist schöner als mit 30.

Hallo, Mann, haben Sie bis hierher gelesen? Wir sind auf der Suche nach den Vaterbändern, überzeugt, dass die Nebenhoden, die Samenleiter, Blase, Prostata und Rektum ebenfalls von Stützfaszien umgeben sind. Bekannt ist, dass Männer zusätzliche Längsfaszien haben, die sich mit den Leistenbändern verbinden.

Die Befestigungsbänder der Hoden entstehen aus den gleichen embryo-

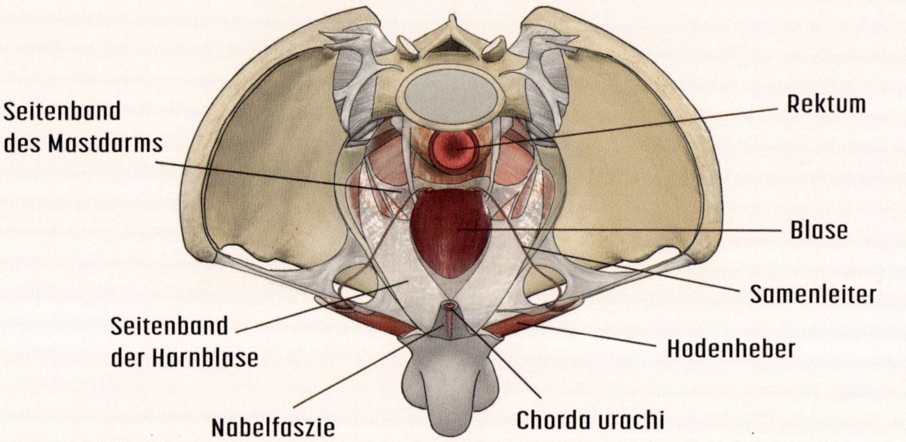

nalen Anlagen wie die Mutterbänder. Die Fachwelt spricht von »strukturellen Parallelen mit unterschiedlichen Funktionen«.

Illustratorin Sandra Cantieni wagt den Versuch, die strukturellen Parallelen optisch umzusetzen, damit Sie sich konkret vorstellen können, wo diese Faszien sich vernetzen. Die wenigen Männer, die sich bislang mit mir auf konkrete »Vaterbandreise« machten (Stand 2025), berichten, dass es sich anfühle, als ob sich alles anhebe, Hoden, Organheber, Prostata samt Peniswurzel. Dieses Hebegefühl ist entscheidend. Denn Dauerdruck auf die Prostata macht sie krank. Entlastung von jedem Druck hält sie gesund.

Stellen Sie sich vor, dass Sie ein »Vaterband-Stockwerk« haben, dehnen Sie diese Bänder kreuz und quer. Sie aktivieren dadurch alle Faszien im Bauchraum, kräftigen die Psoasmuskeln und den Pyramidalismuskel und schützen sich selbst so vor Leistenbrüchen und Lendenwirbelerkrankungen.

Viel Spaß bei der Körperfeldforschung!

VOM KAMPFSPORT ZUM TIGERFEELING

»Mein Mann fand in der Zeitung eine Besprechung von ›Tigerfeeling – das sinnliche Beckenbodentraining‹. Was immer er sich darunter vorgestellt hat, er hat das Buch für mich umgehend bestellt. Ich habe es gelesen, und es hat mich nicht mehr losgelassen. Kurz vorher wurde ich mit der Diagnose Gebärmuttersenkung konfrontiert. Als Krankenschwester, die Jahre auf der Gynäkologie und in der Geburtshilfe gearbeitet hatte, wusste ich, was mit einer Operation auf mich zukommen würde. Sicher war auch das schwere Heben in meinem Beruf Mitursache. Der Operation wollte ich unbedingt ausweichen. Ich wollte Heilung ohne eine OP, möglichst schnell und ohne großen Aufwand.

Dann hatte ich einen schweren Radunfall mit zwei Kiefertrümmerbrüchen und gebrochener Mittelhand. Der Beckenboden war erst mal vergessen. Etwa ein Jahr später war ich wieder mit dem ›Tigerfeeling‹-Buch beschäftigt, mit dem ich im ersten Anlauf allein nicht gut zurechtgekommen war. Als eine Hebamme aus Berlin in unserer Gegend CANTIENICA®-Beckenbodentraining anbot, gönnte ich mir sechs Privatstunden. Schon beim ersten Training wusste ich, dass ich die Senkung loswerden kann. Das CANTIENICA®-Training ist so ganz anders als alles, was ich bis dahin unter Sport, Körperarbeit, ›eigene Mitte‹ verstanden hatte. Die Methode war so neu für mich, dass ich mich anfangs zwischen den Lektionen gar nicht zu üben traute, um nur ja nichts falsch zu machen. Schnell wurde mir klar: ›Das möchte ich auch unterrichten.‹ So habe ich mich 2001 zur CANTIENICA®-Beckenbodenausbildung angemeldet und meinen ersten Baustein in Karlsruhe mit Master Teacher Andrea Tresch gemacht.

Das Arbeiten an meinem Beckenstand löste eine ganze Reihe von Herausforderungen an mich und meinen Körper aus. Die Schultern wollten Aufrichtung, was mir vorher nie aufgefallen war, weil viele mit hängenden, verschachtelten Schultern rumlaufen. Die konsequente Achtsamkeit verwandelte meinen Torso zu einem Kraftkorsett. Nach drei Operationen lösen sich die Kieferknochen und Muskeln allmählich von Verspannungen und lernen loszulassen, was meinem Gesicht eine andere Form und Ausstrahlung gibt.

Mittlerweile bin ich seit einigen Jahren selbst CANTIENICA®-Trainerin. Ich bin immer noch auf einer wunderbaren Reise mit mir und meinem Körper und sehr gespannt, wohin die Reise noch gehen wird.«

Meta Schroll, *Tacherting/Chiemgau DE*
CANTIENICA®-Instruktorin

für Männer

2 »Wie ich mein Tigerfeeling fand«

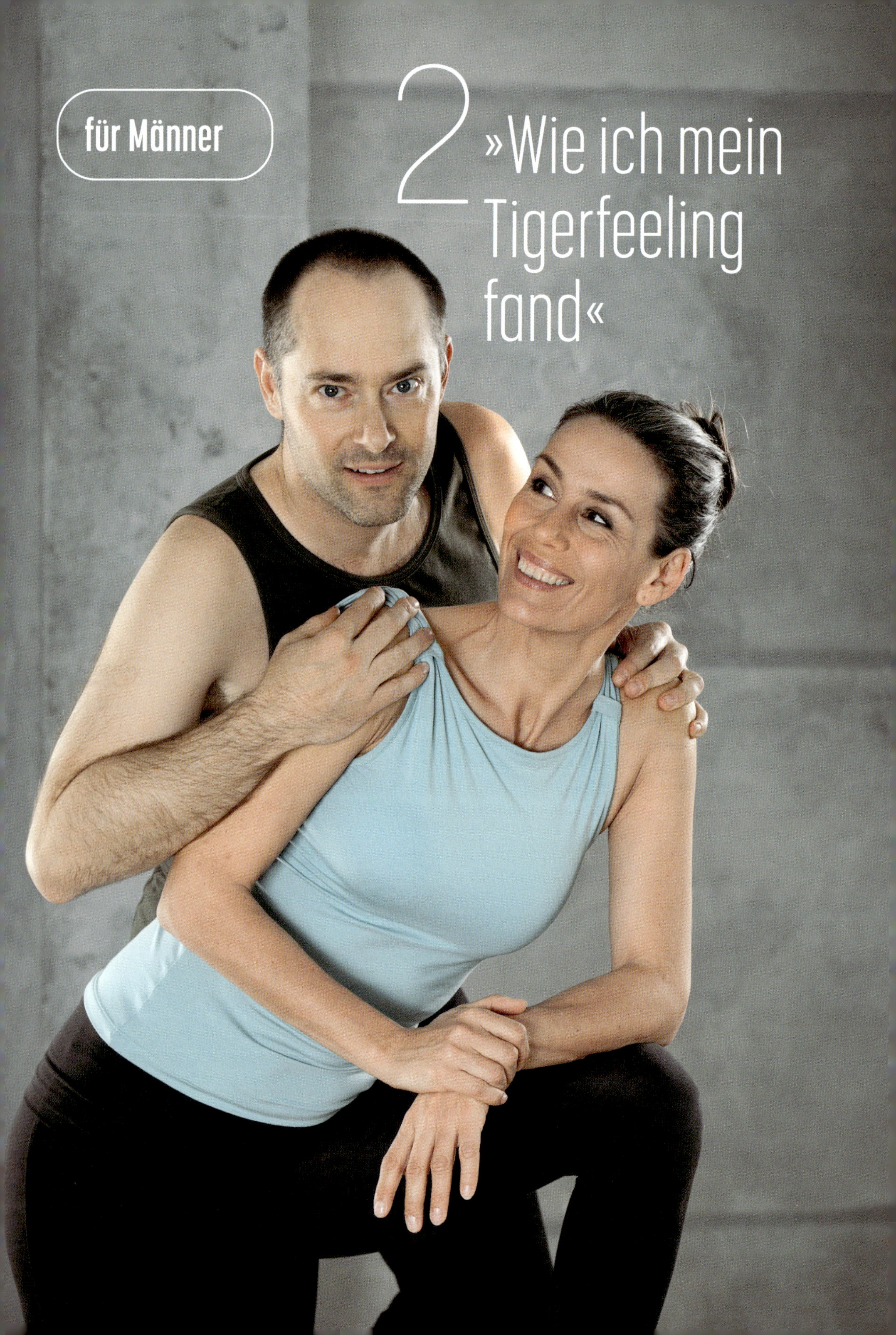

Der männliche Beckenboden ist weit herum noch immer ein Tabu, auch 2025. Viele Herren der Schöpfung befürchten, ihre Potenz werde in Zweifel gezogen, wenn sie sich für die Beckenbodenmuskulatur interessieren. Werfen Sie die Hemmungen über Bord. Stehen Sie dazu, dass Sie sich mit Ihrer Tiefenmuskulatur beschäftigen. Sie tun sich nur Gutes damit, und Ihrer Potenz auch.

Meistens erfahren Männer erst von der Nützlichkeit des Beckenbodentrainings, wenn die Prostata schon vergrößert oder degeneriert ist. Dass sich mit sinnvollem und gezieltem Training Hämorrhoiden schnell und nachhaltig zurückbilden, wissen die wenigsten Männer. Wie oft habe ich schon gehört: »Hätte ich das gewusst, hätte ich mir die schmerzhaften und auf Dauer nutzlosen Operationen ersparen können!« Chronische Verstopfung hat mit der Beschaffenheit des Beckenbodens zu tun. »Nachtröpfeln« und Inkontinenz können Sie mit diesem Programm selbst heilen.

Vielleicht zweifeln Sie an meinem Verstand, wenn ich behaupte, dass »mein« Beckenbodentraining auch noch vor Fersensporn schützt, die Knie in stützende Muskulatur bettet, die Hüftgelenke vor Arthrose schützt, die Lendenwirbelsäule entlastet, das Piriformissyndrom kuriert, den verkürzten Hüftbeuger saniert. Es ist egal, wie skeptisch bis ungläubig Sie sich an das Training machen: Es wirkt. Es funktioniert. Vor den Übungen hier noch ein paar Stimmen aus der Männerwelt zum CANTIENICA®-Beckenbodentraining.

JÜNGER FÜHLEN DENN JE

»Im Sommer 2011 machte ich es wahr, nachdem ich das Buch ›Tigerfeeling‹ gelesen hatte: Ich meldete mich zu einem Intensivtraining an. Ich erlebte zum ersten Mal eine unglaubliche Dehnung zahlreicher verspannter Muskeln, eine Dehnung, die ich nicht von außen erwirkt, sondern vielmehr selbst erreicht hatte.

Durch die gezielte Anleitung der kompetenten Trainerinnen – Janna Fregin und Nataly Leufgen – war ich in der Lage, subtile Korrekturen meiner Haltung zu erlernen, die meine Wahrnehmung in hohem Maße schulten, obwohl ich bereits durch Tai-Chi und andere Methoden meinen Körper unter Kontrolle zu haben glaubte.

Das Wohlgefühl hielt zunächst mehrere Tage an, begleitet von einem angenehmen Muskelkater. Nach weiteren Trainingseinheiten fühlte ich mich sehr wohl. Beschwerden im Bereich der Lendenwirbelsäule, die durch einen Bandscheibenvorfall ausgelöst wurden und mich seit Jahren begleiteten, verschwanden nahezu. Ich habe sogar wieder angefangen, kurze Strecken zu joggen.

Beschwerden im Schulterbereich habe ich durch tägliches Training schließlich beseitigen können. Die Beweglichkeit ist so verbessert, dass ich mich jünger denn je fühle. Ich habe gelernt, in meinen Körper zu horchen, zu empfinden, welche Übung angezeigt ist, wo ich Dehnung brauche. Ich bin meinen Trainerinnen von Herzen dankbar und werde in Zukunft immer wieder CANTIENICA®-Kurse besuchen, um diese Beweglichkeit und das Wohlgefühl aufrechtzuerhalten«

Harald Probst, *Düsseldorf*

EINES FÜR ALLE

»Wenn allen Männern die anatomische Verbindung von Beckenboden und Manneskraft (und ich meine nicht nur Sex) bewusst wäre, hätte CANTIENICA®-Training den Status von Fußballspielen. Jeder würde Profi werden wollen. Drei Wochen regelmäßiges Training reichen, um sich zu fragen, wieso man(n) nicht schon viel eher damit begonnen hat. Woher ich das weiß? Ich war Mann genug, mir meine Schwächen einzugestehen, und ungeduldig genug, die effizienteste aller Methoden zu wählen.«

Jan Koch, *Zürich*
Kaufmann und CANTIENICA®-Instruktor

SCHICKSAL ABGEWENDET

»Ich machte 15 Jahre Leistungssport. Viele meiner ehemaligen Sportkollegen entwickelten nach der aktiven Zeit Arthrosen – überraschend viele. Einige von ihnen mussten sich künstliche Gelenke einsetzen lassen, an den Knien oder an den Hüften. Und alle hielten es irgendwie für normal, dass die Sportvergangenheit halt ihren Tribut forderte.

Um die 50 bekam auch ich Hüftbeschwerden. Ich ging zum Spezialisten, wurde geröntgt. ›Die Knochen sind nicht mehr gut durchblutet‹, beschied der Arzt. ›Ihnen blüht in absehbarer Zeit eine Operation.‹ Er verschrieb mir Physiotherapie und Kontrolle alle drei Monate.

Statt in die Therapie begab ich mich unter die gestrengen Fittiche von Benita Cantieni. Sie schneiderte mir spezielle Übungen auf den Leib. Die machte ich konsequent. Bei der ersten Kontrolluntersuchung waren Gelenkpfanne und Oberschenkelkopf vollkommen intakt. Alle verdächtigen Schatten verschwunden. ›Welch ein Wunder‹, sagte der Arzt, ›so etwas kriege ich selten zu Gesicht.‹

Ich blieb der CANTIENICA®-Methode seither treu, zweimal pro Woche. Irgendwann stellte ich fest, dass die Hämorrhoiden, die mich sehr gestört hatten, auch weg waren. Die Prinzipien versuche ich so gut wie möglich in alles andere, was ich mache, zu integrieren. Und wenn ich im Krafttraining mal wieder in alte Zeiten zurückfalle – in die Verkürzung der Muskeln und in die Stauchung der Gelenke –, so sendet mir mein Körper zuverlässig ein Alarmsignal, dass ihm das nicht gefällt. Ich bin überzeugt, dass die Aufspannung der Knochen aus dem Zentrum Becken und die daraus resultierende Aktivierung der Tiefenmuskulatur jeden Sport bereichern kann. Der Körper wird beweglich und reaktionsschnell, er kann sich selbst vor gelenkschädigenden, ruckartigen Bewegungen schützen.«

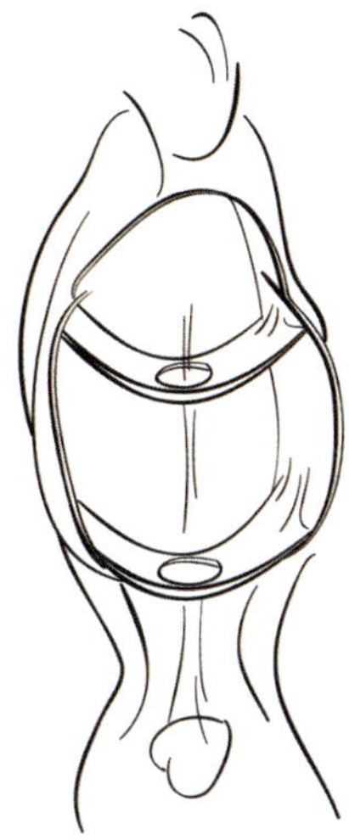

Hier hält nichts mehr, die Organe fallen unten raus.

Leonardo H., 72, *Weltenbummler*

ERFOLG IN KURZER ZEIT

»Vor fünf Jahren musste mir wegen eines Karzinoms die Prostata entfernt werden. Ich war danach inkontinent, konnte den Urin nicht halten. Die vom Spital ausgerichtete Therapie brachte nichts, ich trug nach drei Monaten immer noch rund um die Uhr Windeln. Dann buchte ich Privatlektionen bei einer CANTIENICA®-Instruktorin in Zürich. Schon nach 90 Minuten fühlte ich in meinem Becken Halt. Ich wagte es am gleichen Abend, die Windeln wegzulegen und mit Slipeinlagen zwei Stunden einem wichtigen Stehempfang beizuwohnen. Die Slipeinlagen blieben trocken! So ein Erfolg in so kurzer Zeit war ideal für einen Skeptiker wie mich. Ich trainierte weiter. Inzwischen bin ich vollkommen trocken. Und die Potenz ist wiederhergestellt. Nicht wie mit 20, doch wer will das noch mit 72 ...? Das Training ist mir lieb gewordene Gewohnheit. Ich kann kurze Strecken joggen, meine Kniebeschwerden sind verschwunden und der Fersensporn ist ebenfalls Vergangenheit.«

Kurt Maier *(Name geändert),*
Meilen/Schweiz, 72 Jahre
Unternehmenscoach und Buchautor

LEIDEN LOS

»Ich litt unter Hämorrhoiden. Ließ sie operativ entfernen. Sie kamen wieder. Erneute Operation. Sie kamen wieder. Mit den Jahren wurden sie schmerzhaft und bluteten. Durch das Beckenbodentraining von Frau Cantieni bildeten sich die Hämorrhoiden zurück, ich bin das Leiden vollkommen los. Nur zu gern beherzige ich die Tipps für den Toilettengang: Erst gehen, wenn ich wirklich muss, nicht drücken, nicht pressen, sondern die Arme über den Kopf strecken und den aufgespannten Rücken zur Rutschbahn für den Darm machen. Funktioniert. Viele Kollegen lachten mich zuerst aus und berichteten mir dann über erstaunliche Erleichterung ihrer vermeintlich so chronischen Verstopfung. Ich kann das Training sehr empfehlen.«

Linus P., *Bregenz, 53 Jahre*
Versicherungskaufmann

BECKENBODENTRAINING IM SELBSTSTUDIUM

»Das Buch ›Tigerfeeling‹ fiel mir vor vielen Jahren in einer Buchhandlung in die Hände. Es schien mir interessant, ich kaufte es. Beim genauen Hingucken fand ich es zu strapaziös und stellte es zurück in den Bücherschrank. Einige Jahre später bekam ich einen Bandscheibenvorfall, konnte keine 100 Meter mehr gehen, ohne mich ausruhen zu müssen. Da fiel mir das Beckenboden-Buch wieder ein.

Ich begann, mir das Beckenbodentraining im Selbststudium zu erarbeiten. Später nahm ich zuerst einige Einzelstunden und anschließend an Gruppenkursen teil. Ich implementierte das Gelernte in die Übungen an den Geräten im Fitnessstudio und bei Gängen im Gelände. Ich lernte, meinen Bewegungsapparat vom Becken und vom Beckenboden aus zu steuern. Heute ist meine Mobilität wieder voll hergestellt. Ich bin praktisch schmerzfrei«.

Helmut H., *Bergisch Gladbach*

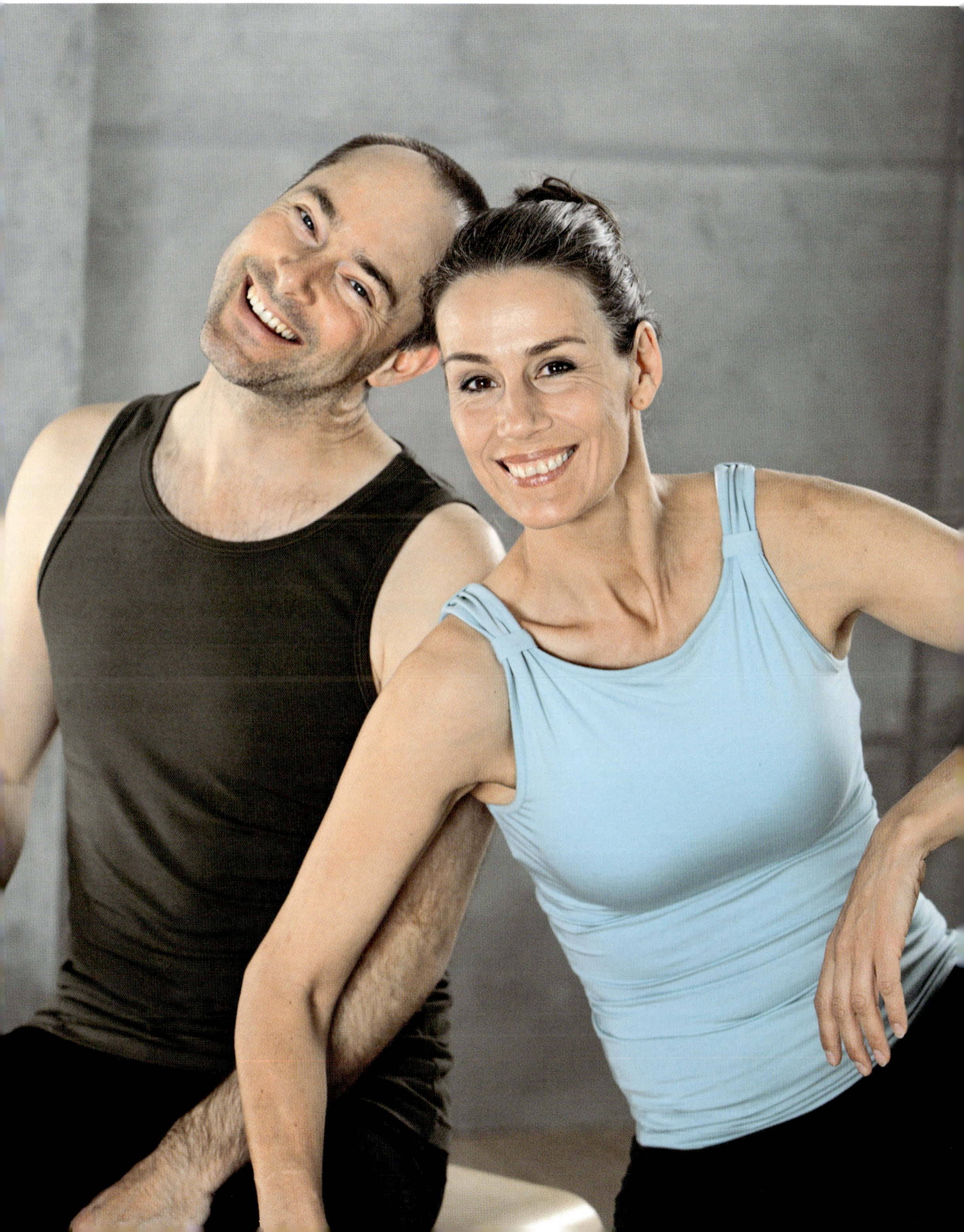

Becken und Beckenbodenschichten

für Männer

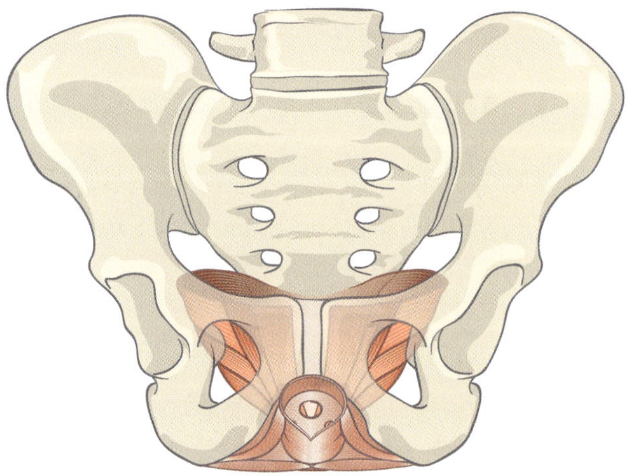

Männliches Becken

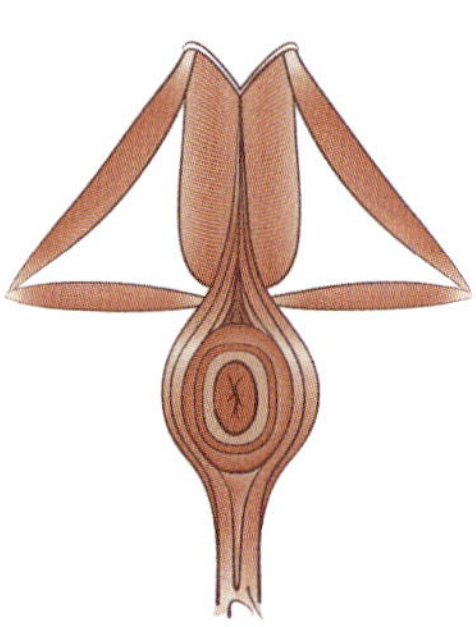

Männliche Schwell-
Schließmuskeln

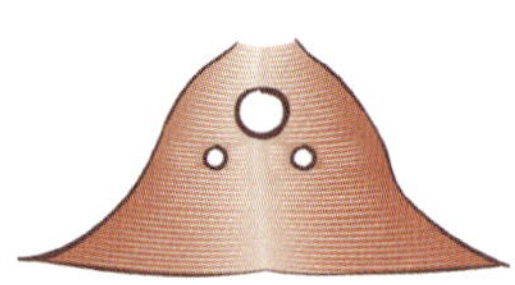

Mittlere Muskelschicht

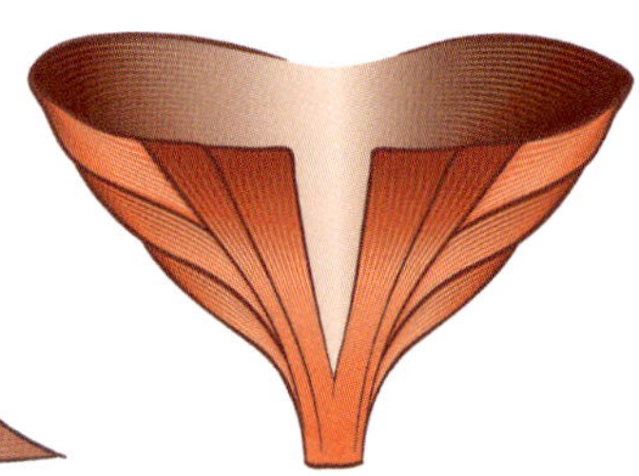

Organheber:
die innere Schicht

Strammsteher, Hänger, Tiefschlurfer: Männerhaltungen

Bis vor ein paar Jahren ließen sich »die Männer« haltungstechnisch in zwei Gruppen einteilen: Die eine Gruppe hatte das Gesäß immer angespannt. Die andere Gruppe hatte hinten ein Weichteil in der Hose. Nun gibt es eine dritte Variante: die Tiefschlurfer. Es begann, wenn ich richtig informiert bin, mit den Hip-Hoppern und Breakdancern: Die brauchten Hosen, die ihnen die größtmögliche Bewegungsfreiheit ließen. Nun ist daraus eine Mode geworden, die ich nicht verstehe: Der Hosenboden schlackert knapp über dem Knie, der Hosenbund endet knapp über dem Schambein. Damit die Hosen nicht herunterrutschen, müssen die Beine weit ausgestellt, das Becken muss künstlich ausgeweitet werden, Knie gebeugt, die Beine zum Kunst-O ausgewuchtet. Lauter coole John Waynes with no horse …

Ungesund sind auf Dauer alle drei Haltungen: Strammstehen verursacht über die Jahre ein Hohlkreuz. Die Knie werden fast durchgehend durchgedrückt und nehmen Schaden. Die Lendenwirbel haben zu wenig Raum, Bandscheibenschäden sind programmiert. Der Bauch hängt mit den Jahren haltlos über den Gürtel. Die Brust wird herausgestreckt, die Schultern werden hochgezogen, mit der Zeit werden die Knochen zu einem Panzer.

Die coolen Tiefgänger in ihren Cargohosen machen sich kleiner, als sie sind. Das stiehlt den Gelenken den Zwischenraum, sie nehmen Schaden, entwickeln Arthrosen. Viele junge Kerle klagen über Schmerzen in den Sprunggelenken, den Knien, den Hüften.

Der muskuläre Schlaffmann riskiert Arthrosen an vielen Gelenken, Lendenwirbelprobleme, Beckenfehlstand. Allerdings findet der Schlaffi – und das ist ganz und gar ungerecht – seinen Organheber am leichtesten. Weil er keine festen Gewohnheiten in seiner Alltagshaltung hat. Und genau das ist auf dem Weg von der verpackenden äußeren Turnvater-Jahn-Arnold-Schwarzenegger-Pseudokraft-

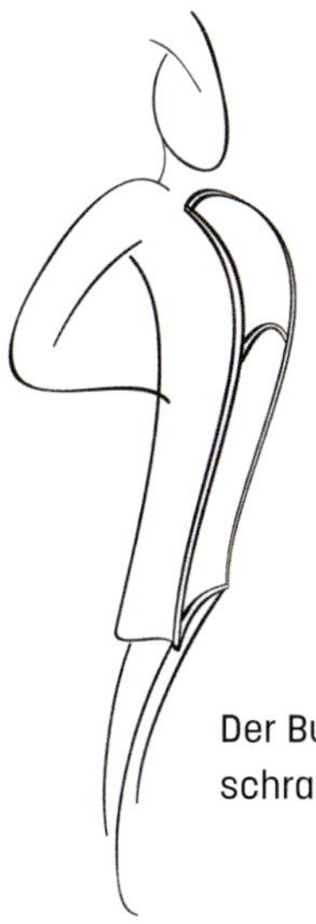

Der Bundeswehrschrank.

Muskulatur zur Tiefenmuskulatur das Schwierigste für »die Männer«: das Alte loslassen, das Neue zulassen. Die verkürzte, verspannte, einengende äußere Muskelschicht entspannen und die dehnenden, verlängernden tieferen Schichten entwickeln. Für viele Männer ist das mit einem Paradigmenwechsel im Kopf gekoppelt. Richtig schwierig. Anspruchsvoll. Fordernd.

Becken und Beckenbodenschichten

MÄNNLICHES BECKEN

Das männliche Becken ist höher und schmaler als das weibliche. Die äußerste Muskelschicht, es ist die vierte, liegt um die Hoden. Diese ist vorne direkt an der Bauchmuskulatur angemacht, am queren Bauchmuskel und am Pyramidenmuskel. Sie spüren diesen Muskel, wenn Sie beim Sex den Bauch »hochziehen«. Sie werden diesem äußeren Bauchmuskel bei den Übungen wiederbegegnen, er wird mittrainiert, wenn Sie angeleitet werden, den Bauchnabel auf Reisen zu schicken. Hinten ist der Hodensack mit dem Damm verwachsen, wo sich alle Beckenbodenschichten miteinander vermählen, ein powervoller Muskelkraftpunkt.

Die nächste Schicht des männlichen Beckenbodens hat naturgemäß andere Aufgaben als die weibliche, und doch sind die Ähnlichkeiten im Zuschnitt augenfällig: Eine Schlinge bildet die Schließmuskeln des Anus und läuft entlang der Wurzel des Penis in einer starken Sehne aus. Eine zweite Muskelschlinge liegt um die Peniswurzel, ganz ähnlich, wie die vordere Schlinge bei der Frau den Ausgang der Vagina umrankt, das ist der männliche Schwellmuskel. Wenn Männer beim Wasserlassen den Strahl anhalten, aktivieren auch sie nur diese äußerste Schicht. Auch Beckenbodenübungen wie das Balancieren eines Handtuchs auf dem Penis bleiben im Vorhof des Organhebers stecken.

Die mittlere Schicht ist auch beim Mann Teil der Bauchwand. Sie erstreckt sich zwischen den Ästen der Sitzbeinhöcker bis zum Schambein, vorne verläuft sie bis zum Damm. Die Öffnungen für Harnröhre und die Arterien, die den Penis durchbluten, liegen in dieser Schicht. Eine Schicht tiefer sitzt der Organheber. Er ist genauso geschaffen wie das weibliche Modell, seine Aufgaben sind die gleichen: die Organe schützen und stützen und im Körper halten. Die Beckenknochen gleichzeitig zusammenhalten und ihnen die Beweglichkeit vermitteln, die sie brauchen.

ENTLASTUNG FÜR DIE PROSTATA

Unmittelbar über dem Organheber sitzt die Prostata, die Vorsteherdrüse. Sie liegt gleich unterhalb der Blase um den Harnleiter herum und produziert das Sekret, das den Samenerguss ermöglicht. Meine Beobachtung untermauert die Vermutung, dass sich dieses walnusskleine Organ in Teamarbeit mit der Blase beim Mann so verhält wie die Blase bei der Frau: Die Erschlaffung des Anushebers und die Vergrößerung der Prostata entwickeln sich parallel, das eine scheint das andere zu bedingen. Hängt der Organheber durch, so drückt die Blase von oben auf die Prostata, Blase und Drüse versuchen, dem Becken einen Boden zu geben. Die Prostata – vergrößert sich. Das kann auf Dauer nicht gut gehen, denn dafür ist sie nicht gemacht. Solveig Hoffmann formuliert es so: »Durch die Organsenkung wird der Blutabfluss gestört. Es kommt zu einem dauernden Blutstau. Der Stau führt zu einer Gewebevermehrung, zu einer Organvergrößerung.« Heilung geschieht bei beiden Betrachtungsweisen durch die

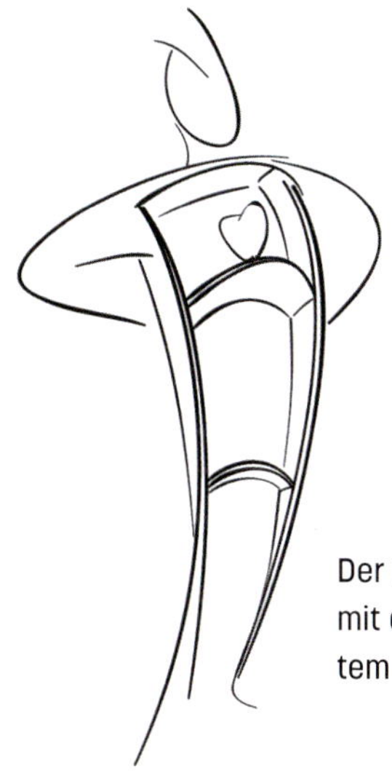

Der Beckenboden mit angespanntem Gesäß.

gleiche Maßnahme: die Beckenmuskeln so trainieren, dass die Organe sich wieder anheben können. Der Druck entfällt, der Stau löst sich auf.

Durch konsequentes, anatomisch gutes Training der Muskulatur des Organhebers können Männer der Vergrößerung der Prostata im Alter vorbeugen, sie in vielen Fällen stoppen. Mancher Mann berichtet, dass sich die Drüse wieder auf Normalgröße zurückgebildet hat. Ebenso wird allen Begleiterscheinungen der Prostatavergrößerung entgegengewirkt, etwa dem Harnverhalten durch den Druck auf die Harnröhre.

MUSKELN JA, ABER …

Männerkörper sind oft potemkinsche Dörfer: viel Fassade. Die Muskeln an der Vorderseite der Beine sind bei den meisten Männern kräftiger als die hinteren. Der Bauch ist stark, die Rückenmuskeln sind schwach. Und die Muskeln sind verkürzt, denn bislang zielte Krafttraining aller Art auf Verkürzen und Zusammenziehen der äußeren Muskulatur ab. Selbst Yoga können Männer so absol-

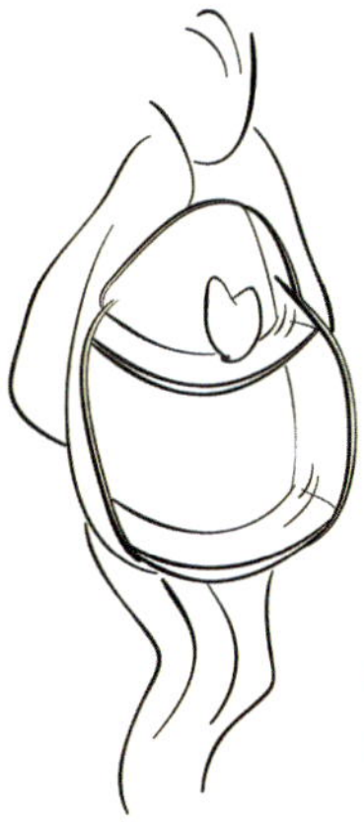

Der Beckenboden mit Bierbauch.

vieren, dass es die Muskeln und Knochen verkürzt. Gezieltes Training der Beckenboden- und Beckenmuskulatur gibt dem Körper eine Mitte und Stabilität. Die Muskelaktivität verteilt sich auf den ganzen Körper, auf vorne und hinten, auf unten und oben.

Überspannte Pobacken und ihre Folgen

Weshalb spannen so viele Männer ihre Pomuskeln immer und überall grundlos an? Kennen Sie die Lösung dieses Rätsels? Her damit, es interessiert nicht nur mich sehr, auch einige meiner Kolleginnen stehen ratlos vor Glutaeusmuskeln unter sinnloser Dauerspannung.

In meinem Beispiel mit dem Schrank ist das so, als wären die Wände nach unten hin absichtlich zu eng geschreinert. Zu eng für die Einlegeböden, zu eng für den Inhalt. Alles, was sich im Schrank befände, würde ununterbrochen zusammengedrängt und -gequetscht. Im Schrank Mann werden durch die dauerangespannten Gesäßmuskeln die Beckenknochen eng gehalten. Die Hüftgelenke haben keinen Raum zwischen Oberschenkelkopf und Hüftpfanne. Die Oberschenkelknochen versuchen, den mangelnden Raum auszugleichen, sie verändern ihren Hebel Richtung O-Bein. Das wiederum verursacht, dass Unterschenkelknochen und Oberschenkelknochen am Knie bündig übereinanderstehen. Die Menisken nehmen Schaden, die Kreuzbänder werden verzogen. Kniebeschwerden sind die Folge. Der kluge Körper versucht natürlich auch hier, auf Plan B auszuweichen. Seitlich an den Beinen verläuft eine Sehnenkonstruktion, der Tractus iliotibialis. Diese große, breite Sehne versucht zu schützen, was zu schützen ist, und wird dabei steinhart. Die Muskeln der Oberschenkel und der Hüftbeuger (Psoas, Iliopsoas) werden in ihrer Aufrichte-Arbeit gehindert. Die Muskulatur der Leisten erschlafft, die Muskeln der Oberschenkel können sich nicht ausdrehen, wie es ihre Natur will. Unter dem äußeren Glutaeusmuskel sitzen der mittlere und der kleine Glutaeusmuskel und der Piriformis, ein kleiner, birnenförmiger Muskel, der die Beckenschaufel mit dem Oberschenkel verbindet. Die ewig angespannten Pomuskeln zwingen diesem Piriformis einen Umweg auf. Folge: Er gerät unter Dauerspannung. Dagegen rebelliert er mit Verkrampfung, schickt wunderbare Schmerzsignale aus. Er kann sauwehtun, der Pirifomis. Und wenn er chronisch auf Piriformissyndrom macht, so werden Laufen und Joggen unmöglich.

Die dauerangespannten Gesäßmuskeln verkürzen die Muskeln des unteren Rückens. Probleme mit den Lendenwirbeln und den Kreuzbeingelenken hängen fast immer mit den übereifrigen Pobacken zusammen. Auch der Hexenschuss und das Ischiassyndrom werden von überspannter Gesäßmuskulatur begünstigt.

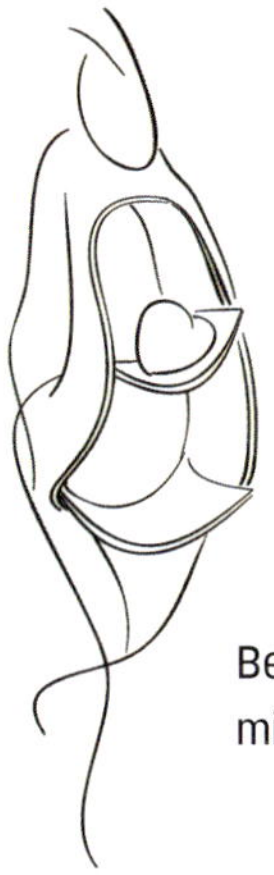

Beckenboden mit Hohlkreuz.

Den männlichen Muskelkäfig öffnen

Zu viel Anspannung in der äußeren Muskulatur nimmt die Knochen des Beckens in den Schraubstock. Der Organheber wird in die Erschlaffung gezwungen. Wird diese Verspannung gelöst, so können sich die Beckenknochen und Beckengelenke ausdehnen, der Organheber kann seine sprungtuchartige Aktivität wieder entfalten. Das ist ganz wichtig, falls Sie zu den glutaeischen Daueranspannern gehören: Wenn Sie loslassen, erhalten Sie als Belohnung eine Schicht tiefer im Körper eine Kraft, die viel mehr kann und nur nützt und niemals schadet. Ehrenwort. Ganz großes Ehrenwort. Der Organheber steigert auch die Ökonomie der Bewegung. Sobald er die Beckenhälften dirigieren kann, wird er das bereitwillig für Sie machen. Gehen, Laufen, Klettern, Schwimmen mit angezogenen Gesäßmuskeln ist wie Autofahren mit angezogener Handbremse. Bewegung aus dem freien Becken ist geschmeidig, schnell, gelenkschützend, kräfteschonend und resilient.

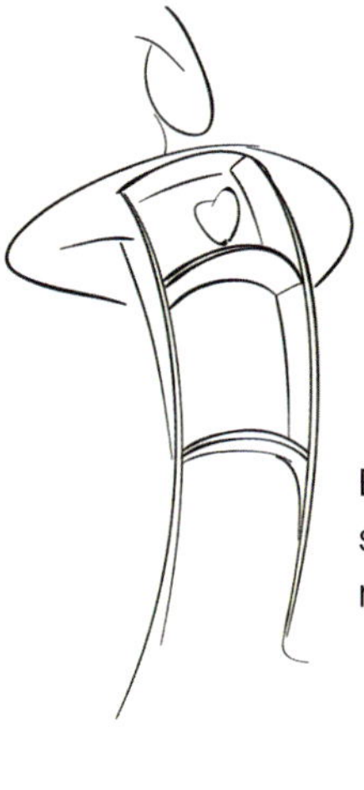

Beckenboden streckt die Brust raus.

Warum das Smartphone nicht aufs Klo gehört

Mein Vater ging immer mit einer Zigarette und der Tageszeitung auf die Toilette. Später waren es die Ehemänner. Der eine nahm den Wirtschaftsteil mit den Börsenkursen mit, der zweite Ehemann den Sportteil. Ein Partner auf Zeit nahm Lyrik mit, ein anderer brauchte Sudoku. Keine Zigaretten mehr, die waren aus der Mode gekommen. Ein Arbeitskollege blieb mit seinem Smartphone jeweils so lange weg, dass ich an die Tür klopfen musste, um zu hören, dass alles in Ordnung war. Ich wunderte mich, was die Männer da machten. So schwierig war und ist das doch nicht: Hose runter, hinsetzen, Darm entleeren, sauber wischen, Hose rauf. Wenn ich mal sanft nachfragte, so kam ein vernuscheltes »Verstopfung halt«.

Heute weiß ich es: Die Glutaeusmuskeln brauchen viel Zeit, um sich zu entspannen. Die Schließmuskeln brauchen auch viel Zeit, um ihre Aufgabe des Öffnens zu erfüllen. Drücken und Pressen von oben soll den Vorgang beschleunigen. Ich habe mir das schildern lassen: Manche Männer drücken, bis der Kopf hochrot anläuft. Resultat der ganzen Anstrengung: Die Hämorrhoiden werden durch den überspannten Anus gequetscht und verursachen Beschwerden. Schlimmstenfalls platzen Äderchen im Gesicht beim Drücken. Noch mehr Spannung in den Schließmuskeln und den Glutaei. Bauch und Rücken werden zusammengedrückt und kurz gemacht und gestaucht. Es soll zu klobedingten Bandscheibenvorfällen kommen! Zu Ischiassyndrom, Kreuzschmerzen … Nicht gut. Nicht für den Rücken, den Bauch, die Wirbel, die Gelenke. Nicht gut für den Beckenboden. Vor allem: nicht notwendig! Das CANTIENICA®-Beckenbodentraining hilft Ihnen zur Erfahrung, dass die äußeren Muskelschichten loslassen können, wenn die Tiefenmuskulatur hält, was sie halten soll und halten kann.

Werden die abschließenden Muskeln als Öffnungsmuskeln, die auch schließen können, gebraucht, werden die Pomuskeln entspannt. Wird der Rücken auf dem Klo lang und gerade aufgespannt, so wird das mit der Darmentleerung eine entspannte Sache.

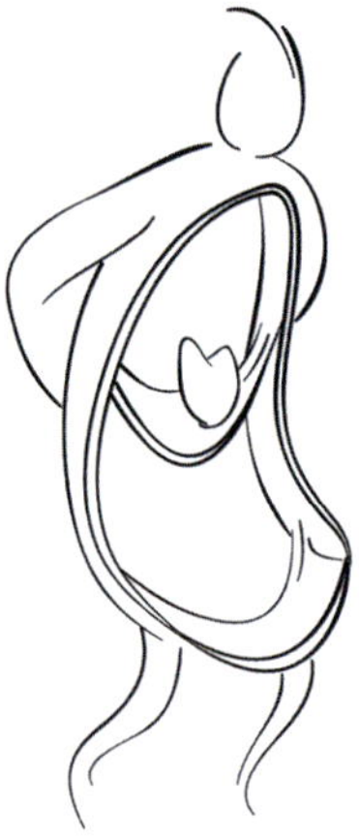

Der resignierte Beckenboden.

Schwups und fertig! Kommentierte ein Mann, als ich in der Testphase dieses meistens noch verschämt abgehandelten Themas ansprach: »Und wo, bitte, soll ich jetzt ungestört die Social Media pflegen?«

Ausgestülpte Hämorrhoiden sofort loswerden

Noch mal. Weil Männer so häufig darunter leiden: Der Organheber hat einen Stiel oder Hals. In diesem Hals liegt das letzte Stück des Darms, das Rektum. Diese beiden Körperteile sind auf Gedeih und Verderb miteinander verbunden. Wird der Organheber trainiert und bekommt er genügend Raum im Becken, so ist sein Hals lang, elastisch und besitzt Muskelkraft. Er schützt und stützt das Rektum dabei, die verwerteten Inhalte loszuwerden.

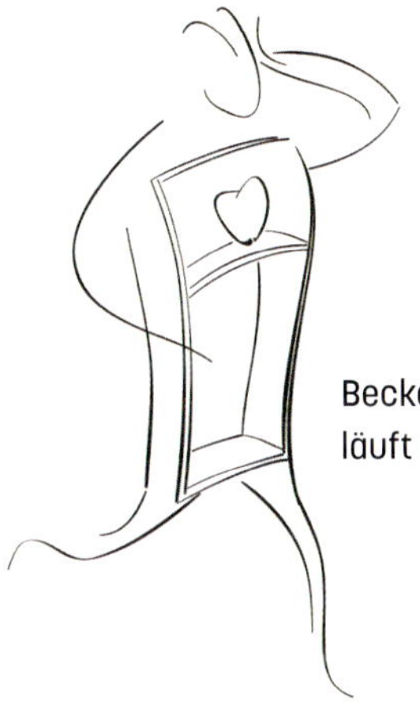

Beckenboden läuft mit.

Am äußeren Ende gibt es eine Muskelschlinge mit dem Sphinkter. Der soll öffnen, wenn Rektum und Organheber ihre Arbeit verrichtet haben und der Inhalt bereit ist, den Körper zu verlassen. Sind Rektum und Levator-Ani-Hals erschlafft, weil sie dauernd unter Druck von oben (Rumpf) und den Seiten (Glutaeusmuskeln) stehen, so versuchen die Schließmuskeln auszuhelfen. Hämorrhoiden sind Venengeflechte im Rektum, die durch zu viel Drücken und Pressen und Schließen aus dem Darm herausgedrückt und gestaut werden.

Die »Heilung« dieser Hämorrhoiden ist so einfach und so schnell und so nachhaltig, dass mich Betroffene dafür schon für den Anatomienobelpreis anmelden wollten – wenn es ihn denn gäbe: Becken aus- und aufrichten. Die Wirbelsäule aufspannen. Den Körper an der Mittelachse »aufhängen«, vertikal ausrichten. Den Organheber trainieren. Die abschließenden Muskeln umtaufen und entspannen. Schon beim allerersten Training erleben von Hämorrhoiden Geplagte Entlastung, Schmerzfreiheit. Männer berichten im Studio, dass die Krampfadern am Po schon nach der ersten Trainingseinheit weniger und nach drei Tagen verschwunden waren. Doch, doch. Es ist so einfach.

Auch bei Stuhlinkontinenz nach Unfällen, Operationen, Erkrankungen oder, am häufigsten, durch die schlechte Haltung in vorgerücktem Alter: Es ist der Organheber, der das Rektum stützt und die Inhalte trägt. Die anatomisch gute Haltung des gesamten Körpers nimmt dem Darm und Enddarm den Druck von oben. Sind die Schließmuskeln erschlafft, so ist ein leichtes, gezieltes Training zusätzlich zum Organheber nützlich. Zusätzlich, nicht anstatt. Ich empfehle in schwierigen Fällen die Konsultation einer autorisierten CANTIENICA®-Fachperson. Damit Sie schnell lernen, die tief liegenden Muskelschichten von den verpackenden Muskelhüllen und die unterschiedlichen Schichten des Beckenbodens zu unterscheiden.

Beckenbodenmuskulatur und Männersexualität

Ich würde Ihnen gerne handfeste und konkrete Erfahrungsberichte von Männern präsentieren. Denn jeder befragte Mann bestätigt, dass sein Sexleben vom CANTIENICA®-Beckenbodentraining profitiert. Doch wenn es um konkrete Aussagen geht, wird gehüstelt, ausgewichen und verlegen gelacht.

Anatomisch passiert durch das Training Folgendes: Der Organheber ist ein großer Muskelverbund. Er verbindet und vernetzt die gesamte Beckenmuskulatur, er vernetzt sich mit Bauch und Rücken, verbindet also vorne mit hinten und zurück. Der Nerv, der für die primäre sexuelle Lust zuständig ist, der Pudendusnerv, mäandert aus dem Kreuzbein durch den Organheber zum Anus, durch den Damm, durch die mittlere und die äußere Beckenbodenschicht zum Penis. Feine Verästelungen des Pudendusnervs bilden die Genitalnerven, sie verlaufen in die Schwellmuskeln und bis in den Bauch. Auch hier gilt: Alles ist mit allem verbunden.

Durch die bauplangerechte Haltung und das intensive Training der Beckenmuskeln wird das Pudendus-Nervennetz stimuliert, aktiviert, gestärkt, intensiviert. Für viele Menschen, Männer und Frauen, ist schon das Pulsieren mit dem Organheber eine lustvolle Angelegenheit. Unvergessen der Beitrag einer Frau in meinem Forum: »Hilfe! Das Training erzeugt bei mir eine Dauererregung! Jetzt verstehe ich die Männer!« Das ist der Extremfall. Die meisten Menschen spüren ihren Körper intensiver, mit gesteigerter Sinnlichkeit, die alle schönen Momente des Lebens anreichert, nicht nur den Sex. Eine Verfeinerung der Libido, die in der entsprechenden Lebenssituation als erotisierend empfunden wird.

Männer berichten: Die Lustempfindungen steigern sich. Die Lust samt Erektion hält länger. Die Standfestigkeit profitiert. Der sexuelle Akt wird weniger mechanisch, braucht weniger Sturm und Drang. Die Lustempfindungen werden sensibler. Wenn Frau und Mann mit trainierten Beckenmuskeln miteinander der Lust frönen, so sind die Sensationen derart intensiv, dass anstrengendes Rein-raus und Auf-ab vergebliche Liebesmüh sind. Männer schildern, dass sie nun auch vor und während des Orgasmus die Gesäßmuskeln entspannt lassen können, mit größtem Lustgewinn durch den Organheber und sein intensives, selbsttätiges Pulsieren, das die Nerven aufnehmen und großräumig weiterleiten. »Meine Orgasmen sind jetzt immer großflächig«, so der Kommentar eines Cantienicaners, »nicht nur in sexuellen Sternstunden.« Der Pudendusnerv macht auch bei der Frau die Klitoris direkt und die Vagina indirekt empfindsamer und orgasmusfreudiger.

Kontaktübung für Männer

Stellen Sie sich vor das Bett, vor ein Sofa oder vor einen Hocker/Stuhl, den Sie direkt an die Wand stellen. Sie brauchen für diese Übung sicheren Halt.

Die Waden berühren den Bett- oder Sofarand oder Hocker. Füße hüftschmal in leichter V-Stellung ausrichten. Faustformel beachten: Ihre Faust passt zwischen die Fersen und zwischen die Knie. Nicht mehr. Auch nicht weniger. Tiefer in die Knie gehen, ohne den Kontakt mit dem Möbelstück zu verlieren. Das Becken geht dabei nach hinten, es senkt sich ab. Die Knie exakt über den Fersen halten. Ungewohnt, ich weiß, deshalb habe ich diese anspruchsvolle Übung ja als erste ausgewählt.

Becken und Brustkorb in den größtmöglichen Abstand bringen. Suchen Sie die Position, in der Ihr unterer Rücken vollkommen entspannt ist.

Die Finger an die Basis des Gesäßes legen, links und rechts. Jetzt bei beiden Füßen Fersenmitte und das Grundgelenk der Großzehen in den Boden stupsen. Die Bewegung ist mehr als nichts und viel weniger als pressen, schieben oder stoßen. Nur stupsen.

Jetzt sollten Sie unter den Fingern an den Pofalten »etwas« spüren. Etwas Eindeutiges. Das Zusammenziehen von zwei Knochen. Ja? Perfekt. Sie haben Ihre Sitzbeinhöcker gefunden, und das, was sie zusammenzieht, das ist er schon, der ominöse Organheber.

Nein? Versuchen Sie, das Steißbein nach hinten und leicht nach oben zu dehnen. Achtung: Es ist keine Bewegung, die Sie machen, es ist sozusagen eine Eigenbewegung der Gelenke, die Sie zulassen. Das Steißbein bringt Ihr Becken hoffentlich in jene neutrale Lage, in der Sie die Sitzbeinhöcker bewegen können. Wieder Großzehengrundgelenk und Fersenmitte in den Boden stupsen. Immer und immer wieder.

Hände entspannt auf den Rücken legen, weiterstupsen. Die Kniescheiben zeigen gerade nach vorne. Die vorderen Oberschenkelmuskeln sind entspannt. Sobald Sie den Dreh raushaben, kommt die erste Steigerung: abwechselnd links und rechts mit den Fußpunkten stupsen.

Sie spüren hinten am Ende der Oberschenkel Muskelaktivität und Zug? Genau darum geht es. Machen Sie noch ein bisschen weiter. Wenn Sie von dieser ersten Übung schon muskelkaterähnliche Sensationen kriegen, wird Sie das zum Weitermachen motivieren. Denn für Sportliche sehen die Übungen anfangs nach nichts aus …

Zweite Steigerung: Stupsen plus die Muskeln der Oberschenkel aus der Leiste ausdrehen, Richtung Sitzbeinhöcker. Nur die Muskeln, nicht die Knochen. Die Knie bleiben hüftschmal, die Kniescheiben zeigen nach vorne.

Die ultimative Steigerung: Verwandeln Sie das Stupsen in ein Saugen. Saugen Sie den Boden unter den Fersen durch die Fersen ein. Saugen Sie die Unterlage unter den Großzehengrundgelenken ein. Nehmen Sie wahr, wie sich die Kettenreaktion vom Boden weg durch den Körper nach oben verstärkt.

Für Männer und Frauen

BEWEGLICHKEIT FÜR DAS BECKEN

Wie viele Becken haben Sie? Eines? Nein: Sie haben zwei: ein linkes Becken und ein rechtes Becken. Präziser noch: ein linkes Halbbecken und ein rechtes Halbbecken. Zusammen bilden diese Halbbecken das Ganze, einzeln sind sie das fantastische Zentrum des Kreuzganges. Den aufrechten Kreuzgang macht uns kein anderes Wirbelsäugetier nach. Bis jetzt. Wenn wir so weitermachen, muss die Evolution das Modell verwerfen, weil gescheitert. Denn die allerwenigsten Menschen in unseren Breitengraden nutzen »das Becken« anatomisch gut. Das geht so weit, dass die Anatomen dem Becken seine Beweglichkeit absprechen, von den Kreuzbeingelenken behaupten, sie seien gar keine richtigen Gelenke. Wer das Becken eines Toten studiert, muss zu dem Schluss kommen, da ist keine Bewegung mehr drin, und die Bänder, die Becken und Kreuzbeingelenke zusammenhalten, werden schnell brüchig.

Umso mehr Leben ist im lebendigen Becken. Mit diesem Buch entdecken

Sie diese Beweglichkeit, die Übungen werden Ihnen eine Mobilität und Geschmeidigkeit vermitteln, die Sie sich jetzt, beim Lesen, nicht vorstellen können. (Ich konnte es auch nicht.) Diese ungeheure Geschmeidigkeit im und aus dem Becken inspirierte mich übrigens zum Namen Tigerfeeling, denn so ein bewegliches, starkes, sinnliches Becken fühlt sich wildkatzenhaft und elegant an. Es ist die Mitte, aus der sich alle Bewegung entwickelt.

Sie erinnern sich ganz an den Anfang: Das Becken besteht aus sieben Knochen. Drei davon wuchsen im Laufe unseres Kinderlebens zusammen und bilden nun die Beckenschaufeln. Verbunden sind sie mit dem Kreuzbein. Das hat links und rechts eine Nierentisch-förmige Gelenk-Knorpel-Fläche, die zum Gegenstück an den Beckenschaufeln passt. Die Beckenschaufeln können vertikal an den Kreuzbeingelenkflächen entlanggleiten und sich nach hinten von ihnen wegbewegen. All diese Bewegungsmöglichkeiten zusammen machen aus Ihrem Becken eine wunderbar mobile Konstruktion. Einmal bewusst entwickelt, wird »das Becken« zu einem hochsensiblen Knochensensor, der die Bewegungen der Füße, Beine, der Hüftgelenke und der Wirbelsäule steuert, auslöst, unterstützt, erleichtert – alles zusammen oder je nach Bedarf auf Abruf.

Wichtig ist, dass Sie sich auf die Übungen einlassen. Ich weiß, manche Übungen klingen beim ersten Lesen ein bisschen exotisch. Gehen Sie davon aus, dass ich das meine, was ich da schreibe, und vor allem, dass es möglich ist. Vertrauen Sie sich und Ihrem Körper, stellen Sie sich vor, dass das geht, was ich vorschlage, und der Körper folgt Ihrer Vorstellung. Warum das so ist? Weil es Grundlage dieser Körperarbeit ist: Ihr Körper folgt Ihrer Vorstellung. Immer. Im Guten wie im Schlechten. Die Übungen in diesem Buch lösen die guten und nur die guten Kettenreaktionen aus.

Die Bewegungen sind von außen kaum sichtbar. Sie passieren im Inneren der Gelenke und in den tiefsten Muskelschichten im Körperinneren. Wenn es heißt, »den linken Sitzbeinhöcker langziehdenken«, so sollen sich die Sitzbeinhöcker sozusagen »im Fleisch« bewegen, nicht das Becken, nicht der Popo.

Die Aufforderung, den Schambeinunterrand lang zu ziehen, darf Sie zwar irritieren, doch machen Sie nur das: in der Vorstellung den Schambeinunterrand lang ziehen. Am Ende des Buches werden Sie nicht mehr verstehen, dass Sie noch bis vor Kurzem Anleitungen wie »Gesäß anspannen und den Rücken ins Polster drücken« befolgen konnten.

SCHUTZ VOR ARTHROSE AN FÜSSEN, KNIEN, HÜFTEN UND BECKEN

Die Grundidee: Halten und bewegen Sie Ihren Körper ab jetzt, ab genau jetzt vom Boden weg. Weg von der Erdenschwere in die eine und wahrhafte Aufrichtung. Das verändert die Vorstellung von Erdenschwere in die Leichtigkeit, die Sie hoffentlich in der Kindheit als selbstverständlich lebten und erlebten.

In dieser Leichtigkeit löst jede Bewegung eine positive Kettenreaktion aus. Wer sich körperlich erdet, übt Druck von oben nach unten aus. Aus dem Scheitel auf die Füße. Die Gelenke werden zusammengepresst und nehmen Schaden. Das Skelett schrumpft mit den Lebensjahren. Und weil die Mehrheit schrumpft, gilt es in unseren Breitengraden als normal, »ist halt so«. Das ist der Grundgedanke für die negative Kettenreaktion im Körper. »Ich schrumpfe, also bin ich.«

Programmieren Sie Ihr Körperbild um. Denken und bewegen Sie sich vom Boden weg. Geben Sie Ihren Knochen den Raum, den sie brauchen. Halten Sie Ihre Gelenke offen. So bleiben sie geschmeidig und gesund. In diesem Vom-Boden-Wegdenken kreiert jede Bewegung eine positive Kettenreaktion. Ich denke mich vom Boden weg. Das macht meine Füße leicht. Die Knochenzellen, Knochenhäute, Sehnen, Bänder, Faszien, Muskeln kommunizieren – in Freiheit vernetzt. In dieser vernetzten Freiheit können Sie mit den Mikrobewegungen, die Sie hier kennenlernen, die Knochen in Stellung und Form verändern. Deformierte Füße formieren sich wieder. Fersenbeine richten sich auf. Sprunggelenke richten sich aus. Unter- und Oberschenkel richten sich so übereinander und zueinander aus, dass die Kniegelenke ihre Arbeit als Scharnier reibungslos erfüllen können. Die Hüftpfanne und der Oberschenkelkopf finden die perfekte Stellung zueinander. Kein Knochen reibt am anderen, Knorpel- und Knochenschäden (Arthrose) können wieder vollkommen ausheilen. Ja, ich weiß, das klingt verwegen. Es ist so: Die Knochen regenerieren sich, solange wir leben. Findet das, was ein Gelenkteil krank macht, nicht mehr statt, so gesundet das Gelenk.

Das gilt auch für die Kreuzbeingelenke und alle Rückenwirbel. Für die Schultern, die Arme, die Ellbogen, die Handgelenke, die Finger.

Sorgfältige Umsetzung vorausgesetzt, kann das folgende Trainingsprogramm viele bestehende schmerzhafte und lästige Symptome lindern oder die Symptome vollständig zum Abklingen bringen. Das Programm ist eine Anleitung zur Selbstheilung unter anderem bei folgenden Beschwerden:

- Gelenkarthrosen
- O-Beinen, X-Beinen
- Fußdeformationen
- Kniebeschwerden
- Beckenschiefstand
- Beinlängendifferenz, die durch Beckenschiefstand verursacht wird
- Organsenkungen
- Stuhl- und Urininkontinenz
- Prostatavergrößerung
- Blasenproblemen
- Kreuzschmerzen
- Hexenschuss
- Ischiassyndrom
- Piriformissyndrom
- Steißbeinsyndrom
- Wirbelsäulenverkrümmung
- Lendenwirbelproblemen
- Bandscheibenvorfällen
- Hämorrhoiden
- Impotenz
- Orgasmusschwierigkeiten
- Problemen mit dem Hüftbeuger
- Leistenschwäche
- Verkrampfungen der äußeren und mittleren Beckenbodenschichten
- Scheidenkrämpfen (Vaginismus)
- Blasenschwäche
- Schweren Beinen

Übungsteil

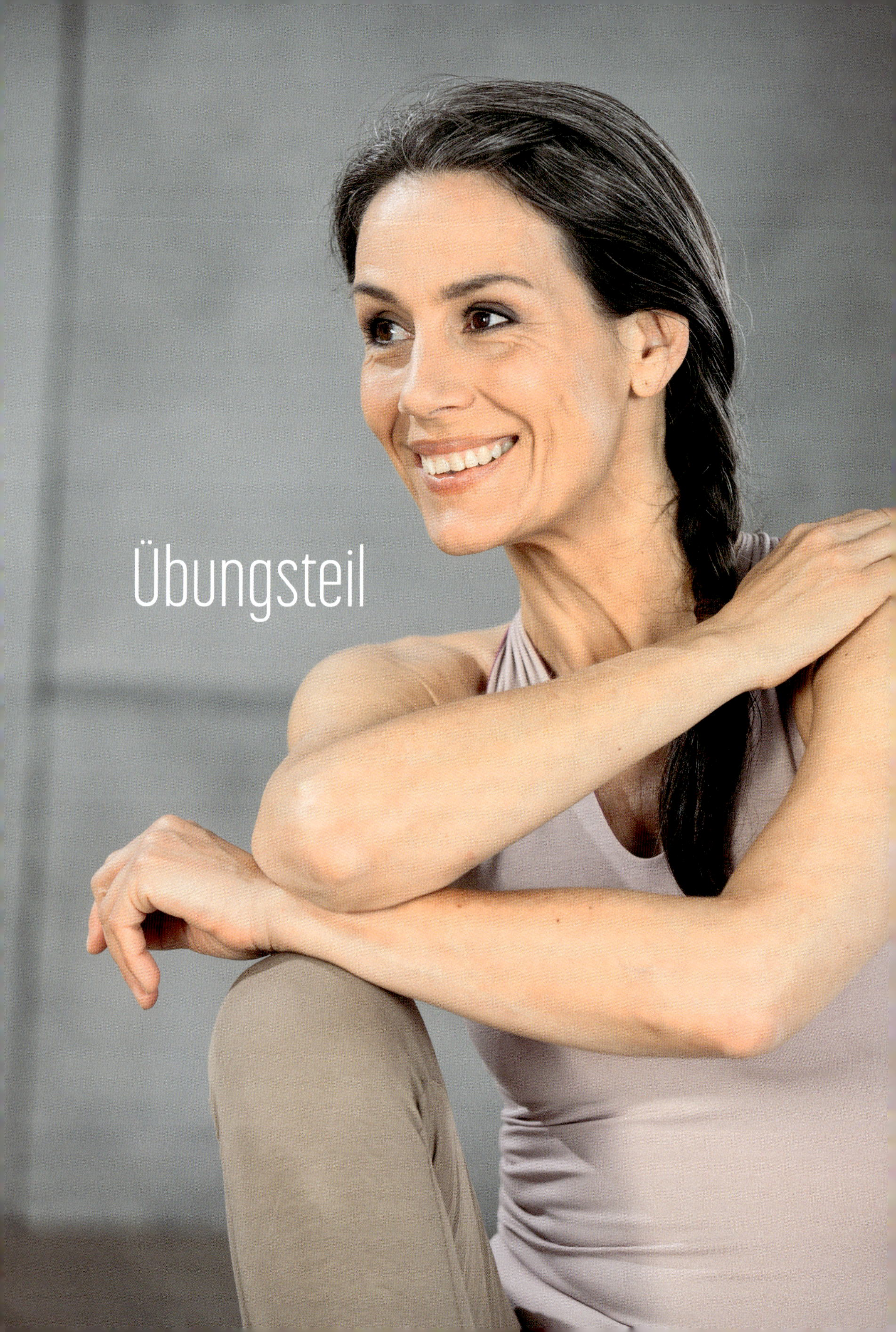

Teil 1: Ein kurzes Kapitel zu den CANTIENICA®-Prinzipien und -Grundpositionen im Stehen, Sitzen, Liegen und Knien. Diese können Sie sofort in den Alltag einbauen, denn da will das alles hin: in Ihren Alltag. Mit dem Training versetzen Sie Ihren Körper in Bewegungsbereitschaft – immer und überall. Dieser Körper in Bewegungsbereitschaft wird sich bewegen wollen, Sie in Bewegung bringen, wann immer er es braucht, und zwar einfach so.

Teil 2: Das Einsteigerprogramm »Den Beckenboden finden« ist für alle gedacht, die sich zum ersten Mal mit CANTIENICA® Körper in Evolution beschäftigen. Es dauert ungefähr 20 Minuten und führt Sie in unterschiedlichen Positionen zum Organheber. Sollte sich eine Übung unangenehm anfühlen oder keine Wirkung entfalten, gehen Sie zur nächsten Position über und versuchen es später wieder, sich mit der übersprungenen Übung anzufreunden. Meistens bergen just die Übungen, die uns zu stark zu fordern scheinen, ein ganz entscheidendes Aha-Erlebnis.

Teil 3: »Tigerfeeling mit Power« ist ein Intensivprogramm für Mann und Frau. Es ist auf circa 45 Minuten angelegt. Für den ersten Versuch müssen Sie wahrscheinlich eine gute Stunde rechnen, sobald Ihnen die Übungen aber vertraut sind, brauchen Sie weniger Zeit, um in die exakte Position zu kommen. Mit den diversen Varianten können Sie die Übungen nach Lust und eigenem Vermögen adaptieren, können Sie einfacher oder anspruchsvoller gestalten.

Teil 4: Drei Kurzprogramme, die Sie in den Alltag einbauen können. 7 Minuten im Liegen sind das perfekte Hallo-wach für einen guten Start in den Tag. 7 Minuten im Sitzen können am Arbeitsplatz und anderswo tagsüber als erfrischende Pause absolviert werden. Die Fokussierung auf Haltung und Atmung steigert die Konzentrationsfähigkeit.

Für alle Übungen im Sitzen brauchen Sie einen Stuhl mit gerader Sitzfläche und möglichst ohne Lehnen oder einen Hocker. Ideal sind höhenverstellbare Sitzmöbel. Richten Sie Hocker oder Bank so ein, dass Ihre Sitzbeinhöcker über den Kniegelenken »stehen«. Das erleichtert es Ihnen, sich genau auf den Sitzbeinhöckern auszurichten, und das wiederum erleichtert die Aufrichtung des Torsos und die Aufspannung der Wirbelsäule. Bei Hockern, die sich nicht höher stellen lassen, können Sie mit Yogablöcken die Sitzfläche erhöhen. Oder mit festen Kissen. Zum Üben im Liegen verwenden Sie eine Fitness- oder Yogamatte, die Sie für den Unterschenkelstand falten können.

Prinzipien des Trainings und Grundpositionen

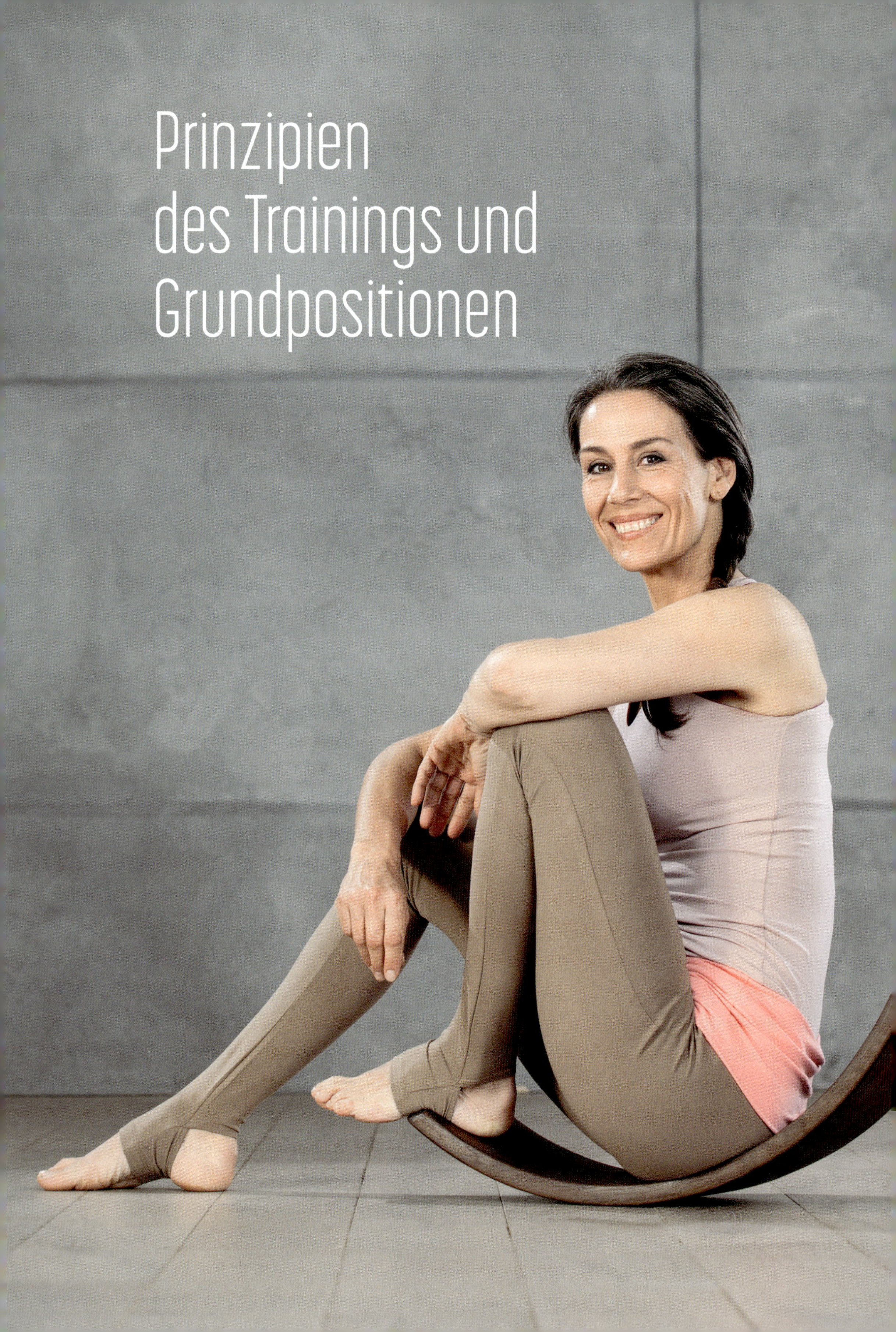

Um den eigentlichen Beckenboden, den Organheber also, effizient und nachhaltig zu trainieren, müssen ein paar Vorbereitungen getroffen werden. Vor allem müssen die Knochen gut stehen.

Wichtig in allen Grundpositionen: Das Becken muss perfekt ausgerichtet sein. Es muss so stehen, dass die Beckenbodenschale mittig und aufrecht steht. Denn wenn sie nach vorne kippt, fallen die Organe vorne raus, der Bauch wirkt dick, der Rücken bildet ein Hohlkreuz. Kippt die Schale nach hinten, so kippt das Becken auch, der Rücken wird rund, die Schultern fallen nach vorne, der Bauch wirkt schlaff.

Sitzen, Liegen, Unterschenkelstand, Stehen – das sind die Grundpositionen, die in den folgenden Übungsprogrammen vorkommen. Üben Sie diese Grundpositionen ein, damit Sie den Anleitungen der Programme konzentriert und möglichst zügig folgen können. Jede Grundposition bringt Ihren Körper bereits in eine Grundaufspannung, die Sie sofort in Ihren Alltag übernehmen können.

1. Stehen

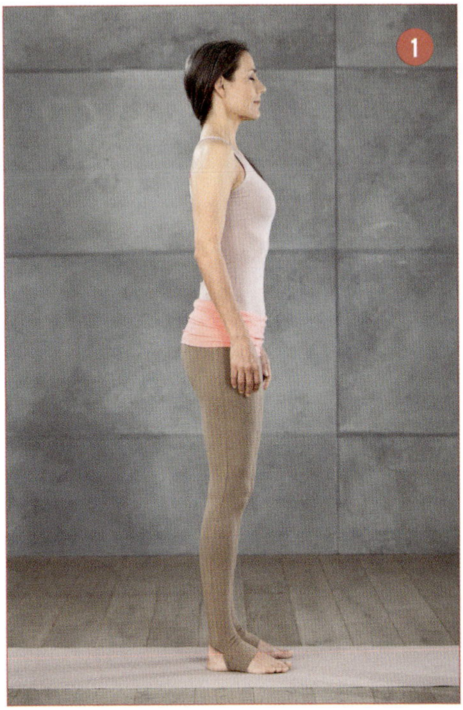

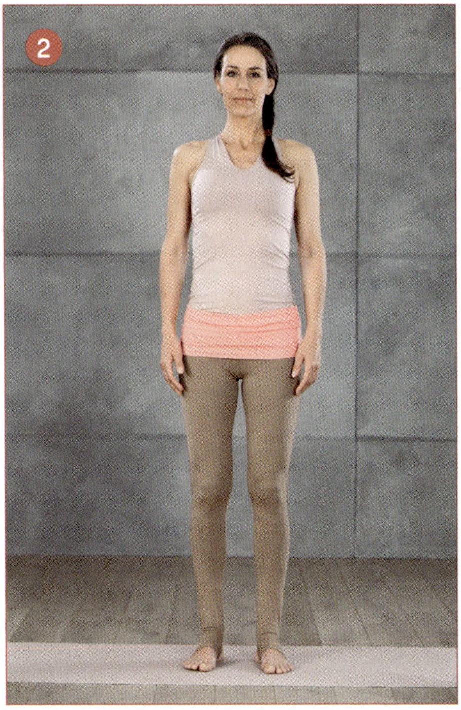

• Die Sitzbeinhöcker sind die Referenzpunkte für die Ausrichtung des Beckens und die Aktivierung des Organhebers. Schweben die Sitzbeinhöcker im Stehen knapp hinter den Fersen und nach unten zeigend – zeigend, nur zeigend –, so steht das Becken gerade. Die Sitzbeinhöcker schweben so hoch wie möglich, so weit weg vom Grund wie nur möglich, und dort schweben sie so, dass die Spitzen der Höcker senkrecht nach unten »schauen«. Bitte nicht und niemals nach unten *ziehen.* Wer das Becken nach unten zieht, stülpt die Hüftpfanne über den Oberschenkelkopf, schädigt so das Hüftgelenk, das Kniegelenk und das Sprunggelenk durch Druck von oben. In einer unerwünschten Kettenreaktion wird das Becken gekippt, und das schadet dem Kreuzbein, der Wirbelsäule bis zur Schädeldecke.

• Ein zartes Zusammenziehen der Sitzbeinhöcker im Stehen genügt schon, um den Organheber zu aktivieren. Jetzt besteht über dem Kreuzbein die Verbindung des Beckenbodens mit der Rückenmuskulatur. Das ist spürbar, von innen und von außen. Diese Muskelaktivität ermöglicht es, die Wirbelsäule lang zu ziehen. Das funktioniert am einfachsten und sichersten, wenn Sie oben am Kopf den Kronenpunkt hochziehen, so nennen wir in der CANTIENICA® Körper in Evolution den Punkt in der Verlängerung der Wirbelsäule am Kopf.

• Ziehen Sie diesen Kronenpunkt in der Verlängerung der Wirbelsäule hoch, so weit, wie es geht. Dadurch schaffen Sie Raum zwischen den Wirbeln. Sie schaffen Raum für die Nerven, die aus dem Rückenmark in den Körper führen. Sie aktivieren außerdem die Längsbänder innen, seitlich und hinten an der Wirbelsäule plus die über 200 kleinen Muskeln, die Ihre Wirbelsäule stützen und schützen und beweglich machen. Diese sogenannten autochthonen Muskeln der Wirbelsäule verhindern, dass Sie im Alter schrumpfen. Falls Sie schon kleiner geworden sind, bringt Sie dieses Training zurück in Ihre volle Länge.

2. Sitzen

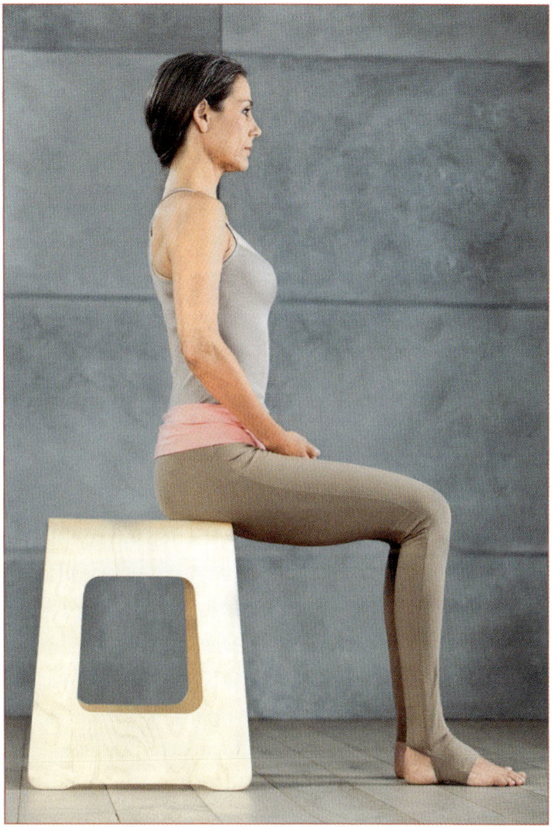

- An den Rand des Stuhles oder Hockers setzen. Genau in der Mitte der Sitzbeinhöcker ausrichten, Scham- und Steißbein senkrecht ausrichten. Füße und Knie hüftschmal auseinander, die Füße in hauchzarter V-Stellung. Ihre Faust passt zwischen die Fersen und zwischen die Knie. Den Brustkorb in der Vorstellung vom Becken wegheben und so die Rumpfmuskeln aktivieren. Den Kronenpunkt nach oben ausrichten. Die Schultern entspannen, Handrücken liegen entspannt auf den Oberschenkeln.

- Mit Großzehengrundgelenk und Mitte Ferse zart saugstupsen, und schon spüren Sie, wie sich die Sitzbeinhöcker zueinander bewegen und der Organheber aktiviert wird.

- Das Kreuzbein zum Chefwirbel ernennen, tiefer in den Körper einholen und mit allen anderen 24 Wirbeln zum Kronenpunkt hin ausrichten.

- Die Wirbelknochen behalten ihre natürliche Schwingung, die Essenz der Wirbelsäule, der Spinalkanal, verläuft gerade. Die ideale Sitzhaltung ist weder Flachrücken noch Hohlkreuz, sondern die schwerelose Aufspannung, die entsteht, wenn Sie sich exakt auf dem Mittelpunkt der Sitzbeinhöcker aufrichten.

3. Liegen

• Rückenlage auf der Matte. Beine angewinkelt. Füße hüftschmal und zart in V-Stellung. Hände anwinkeln, die Kleinfingerseiten in die Leisten legen und die Leisten weit offen und gerade Richtung Fersen schieben, gleichzeitig zieht der Kronenpunkt in die Gegenrichtung – bis alle seitlichen Muskeln des Rückens die Unterlage berühren. Jetzt noch den Bauchnabel gleichzeitig zum Schambein und zum Brustbein dehnen, fertig ist die Aufspannung. Wenn Sie das Gefühl haben, die Lendenwirbelsäule schwebe mehr, als dass sie auf der Matte liegt, so ist das genau richtig. Auf der Höhe unter dem Bauchnabel darf die Wirbelsäule niemals in den Boden gedrückt werden, das schadet ihr, und es schwächt den Organheber. Vielen Menschen gefällt die Vorstellung, dass am Rücken auf Höhe des Bauchnabels immer ein Schmetterling leben könnte, genau am Übergang der Lendenwirbelsäule zur Brustwirbelsäule. Kniescheiben zur Decke denken. Aus der Leiste die Oberschenkelmuskeln ausdrehen. Ellbogen lang denken, aus der Achselhöhle die Oberarmmuskeln ausdrehen.

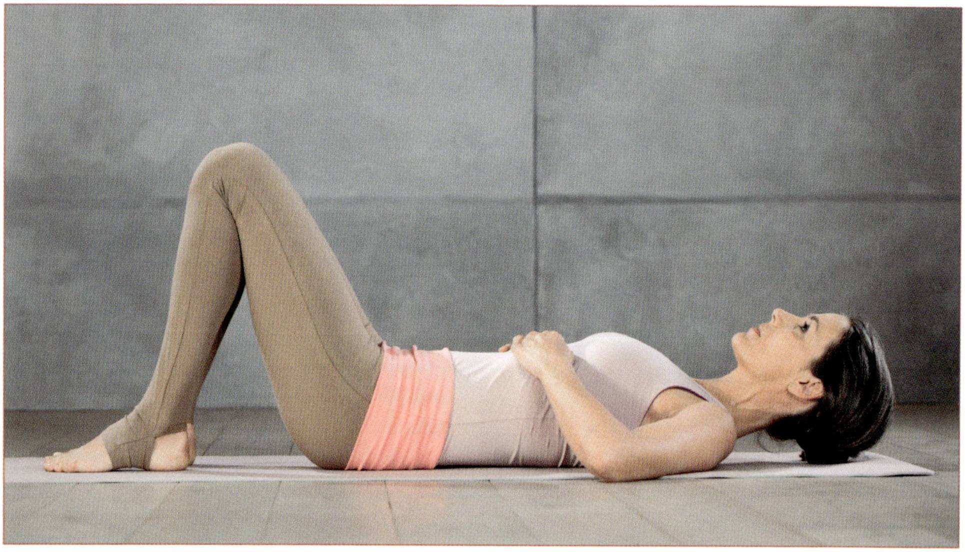

4. Knien

- Matte falten. Unterschenkelstand einnehmen, die Faust passt auch hier exakt zwischen die Knie und zwischen die Fersen. Das Gesäß zu den Fersen schieben, um die Kniegelenke vom Gewicht des Torsos zu entlasten. Wieder aufrichten. Hände falten, Arme über den Kopf. Neben den Ohren strecken. Schulterblätter nah an den Rücken und am Rücken Richtung Taille ziehen. Das Becken weg von den Oberschenkeln nach oben dehnen, den Brustkorb wegziehen vom Becken, Raum schaffen für die Knochen. Aus der Leiste die Oberschenkelmuskeln ausdrehen, aus der Achselhöhle die Oberarmmuskeln ausdrehen. Entspannen.

- Mund immer leicht offen halten und die Zunge im Mund an den Gaumen hochheben.

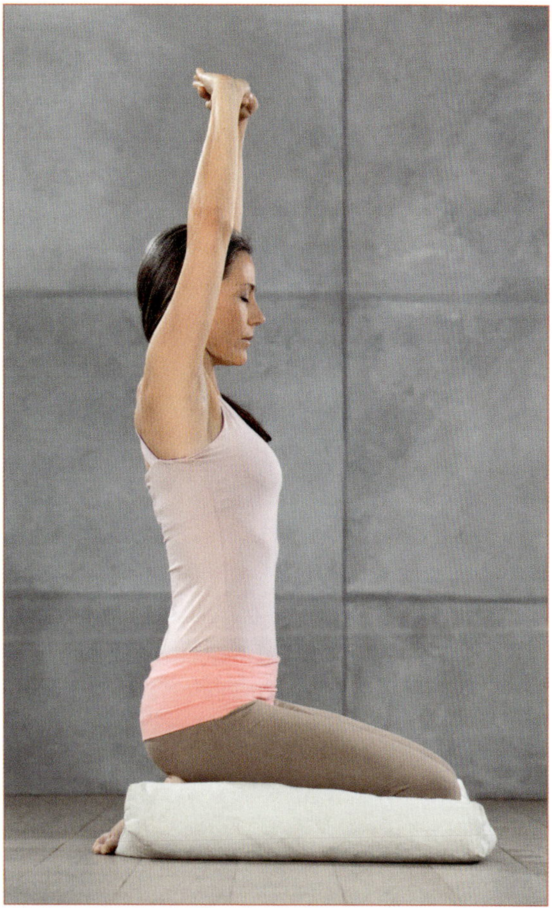

Falls Ihnen der Fersensitz schwerfällt, können Sie Ihr Gesäß mit einem Kissen unterlegen. Das hilft, sich zu entspannen. Sie werden staunen, wie schnell Sie durch das Training an Beweglichkeit und Geschmeidigkeit in den Gelenken zulegen.

5. Atmung

• Für die Grundatmung immer durch die Nase einatmen, durch den Mund ausatmen. So kommen sich die frische und die verbrauchte Atemluft nicht in die Quere. Die Flimmerhärchen in der Nase können ihre Aufgabe, Filtern und Wärmeausgleich der Luft, erfüllen. Der immer leicht geöffnete Mund unterstützt die Vernetzung der Tiefenmuskulatur an Brustkorb, Hals und Kopf. Gleichzeitig vertieft sich die Entspannung der Schulter- und Kopfgelenke. Durch die Nase ein-, durch den Mund ausatmen, auch wenn es in der Anleitung heißt, am Damm einatmen und am Kronenpunkt ausatmen, der Atem also als Informationstaxi durch den Körper benutzt wird. In diesem Fall schicken Sie Ihre Wahrnehmung zum Damm, heben ihn leicht an, während die Nase einatmet. Sie lenken den Atem innen an der Wirbelsäule hoch zum Kronenpunkt, dehnen den Kronenpunkt in die Länge, während die Luft langsam und gleichmäßig durch den Mund ausströmt.

• Helen sitzt hier auf der Meditationsbank »Ombow«. Sie unterstützt die Ausrichtung der Wirbelsäule und der Sitzbeinhöcker.

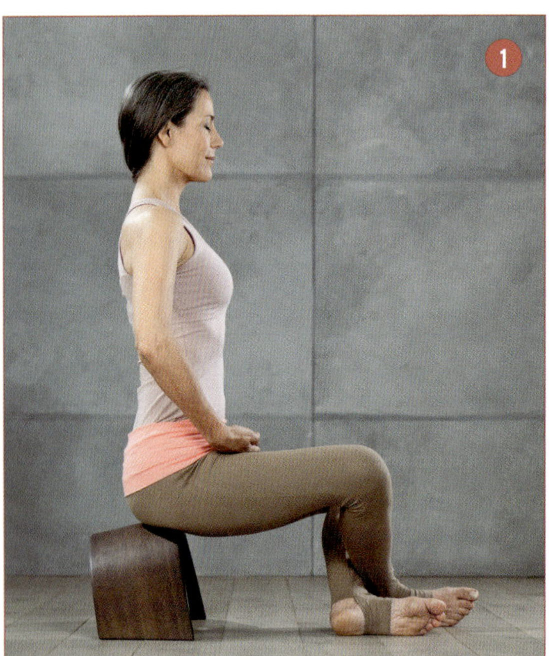

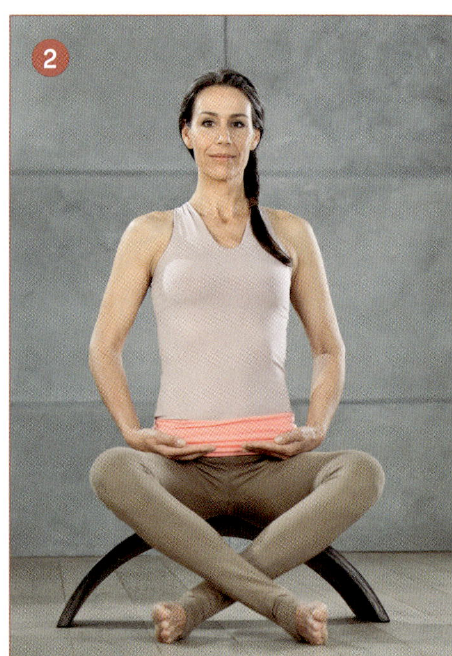

Tipps für das Training

Es ist vollkommen egal, wann Sie trainieren, Hauptsache, Sie tun es. Sind Sie ein Morgenmensch, so können Sie viele der Übungen gleich nach dem Aufwachen machen. Die Entspannung der Nacht kann Ihre Entspannung in den Positionen unterstützen. Falls Sie zu Morgensteifheit in den Knochen und zu »Nachtschmerzen« neigen, so bringen Sie die Übungen in Aufspannung und Beschwerdefreiheit. Sind Sie am Abend motiviert für Körperarbeit: nur zu. Die Übungen sind so sanft, sie können wunderbar beim Abschalten helfen, beim Herunterfahren nach einem anstrengenden Tag.

Wer am liebsten mitten am Tag körperlich aktiv ist, kann während der Mittagspause trainieren: Es fließt kein Schweiß, die Mikrobewegungen bringen auch keine Frisur in Unordnung. Sie brauchen nur einen ruhigen Ort und Ihre Matte. Bei Schlaflosigkeit helfen die CANTIENICA®-Übungen auch: statt Schafe zählen die Sitzbeinhöcker bewegen. Einundzwanzig, zweiundzwanzig, dreiund…

20 min

Den Beckenboden finden

Grundprogramm

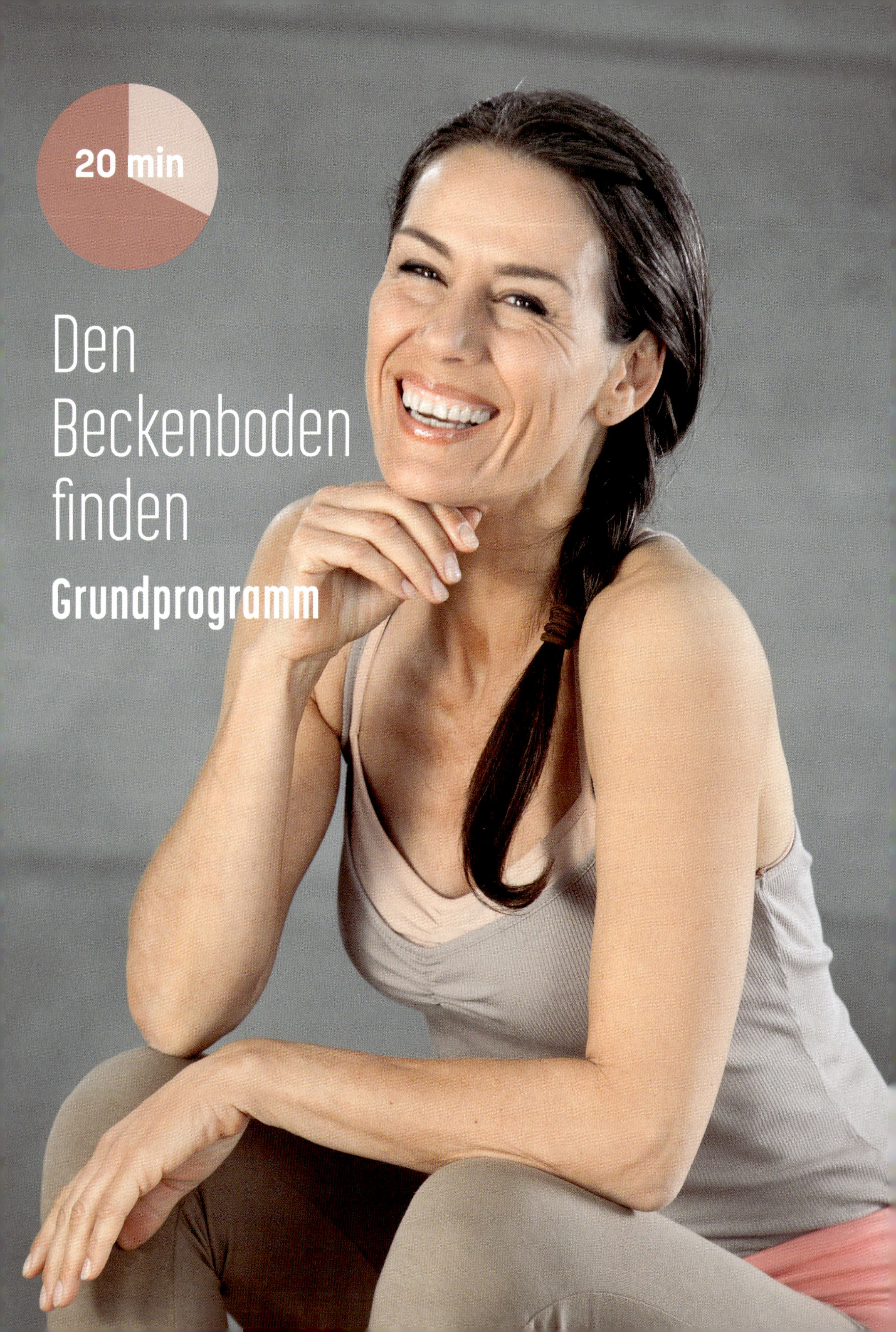

Das Programm für Einsteiger und Einsteigerinnen, die noch nie ein Beckenbodentraining gemacht haben. Und das Umsteigeprogramm für Männer und Frauen, die mit herkömmlichem Beckenbodentraining nur die abschließenden Muskeln und die mittlere Schicht aufgespürt und den eigentlichen, entscheidenden BeckenBODEN noch nicht entdeckt haben.

1. Kontakt aufnehmen

- Sitzen, Sitzbeinhöcker spüren/berühren.

- Auf einen Stuhl mit gerader Sitzfläche setzen – am besten ist ein Hocker ohne Lehne. Höhe so einrichten, dass Ihre Sitzbeinhöcker über den Kniekehlen sind. Ist das nicht möglich, zum Beispiel auf Reisen, »müssen« Sie einfach besonders sorgfältig arbeiten, dann lassen sich Becken, unterer Rücken, Kreuzbein und Psoasmuskeln auch auf niedrigen Hockern perfekt aufspannen.

- Ganz am vorderen Rand direkt auf den Sitzbeinhöckern ausrichten. Füße hüftschmal und in leichter V-Stellung ausrichten, Knie exakt über den Fersen halten. Hände vor der Brust kreuzen oder direkt an die Sitzbeihöcker legen, Zehen und Fersen entspannt am Boden. Jetzt gleichzeitig Großzehengrundgelenk und Fersenmitte zart saugstupsen lassen. Vielleicht gefällt Ihnen das Bild einer kleinen Wolke, die Sie einsaugen. Nehmen Sie die Kettenreaktion wahr, wie sich die Sitzbeinhöcker durch das Wolkensaugen an der Basis des Gesäßes leicht bewegen. Gratuliere, Sie haben ihn schon entdeckt: Ihren Organheber.

- Ein paarmal wiederholen, um mit dieser Kettenreaktion Füße-Becken vertraut zu werden.

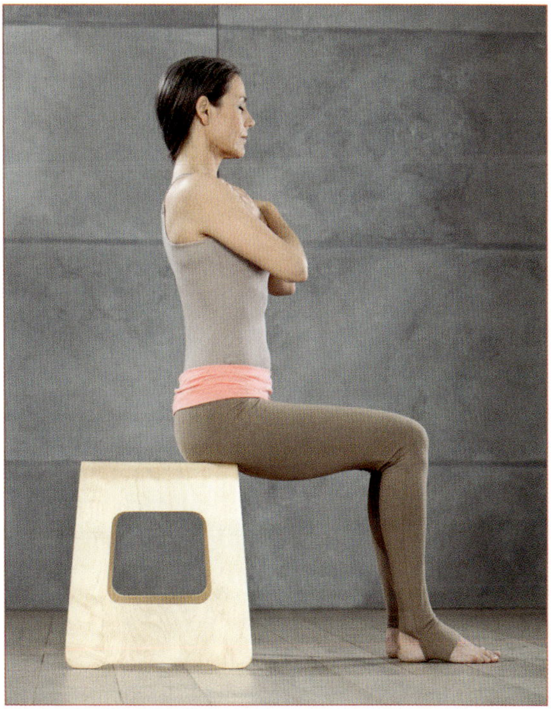

- Saugen Sie Großzehengrundgelenk und Fersenmitte links und rechts gleichzeitig ein, 10-mal.

- Jetzt einseitig, links und rechts abwechseln, abwechselnd, je 10-mal.

Nächste Steigerung: Lassen Sie die Füße ruhen, legen Sie die Hände an die Leisten und versuchen Sie, die Oberschenkelmuskeln aus den Leisten auszudrehen. Nur die Muskeln, nicht die Knochen, die Knie und die Beine bleiben regungslos. Klappt? Super. Klappt nicht? Dann stimmt wahrscheinlich der Beckenstand noch nicht. Weiter zur nächsten Übung.

2. Beckenstand wahrnehmen

- Sie können die unterschiedlichen Ausrichtungen auf den Sitzbeinhöckern und ihre unterschiedliche Wirkung einfach testen. Verändern Sie Ihre Haltung langsam und geschmeidig. Die Sitzbeinhöcker nach vorne schieben, bis der Rücken spür- und sichtbar rund wird. Stupsen mit Großzehenballen und Ferse – richtig, nichts passiert. Wieder aufrichten, die Sitzbeinhöcker nach hinten dehnen, bis Sie ins Hohlkreuz kommen. Stupsen mit den beiden Fußpunkten. Es passiert wenig. Die ideale Position liegt genau zwischen diesen beiden Extremen: wenn Sie die Sitzbeinhöcker senkrecht nach unten ausrichten.

- Hände verschränken. Arme über den Kopf heben, Handinnenflächen zeigen zur Decke. Den Brustkorb exakt über dem Becken ausrichten, die Rippen stehen exakt über den Beckenschaufeln, die Schultern exakt über den Hüftgelenken.

- Schulterblätter an den Rücken ziehen. Aus der Brustwirbelsäule winzige Rotationen nach links und rechts zeichnen. Arme lösen, die Aufspannung halten, Handrücken auf die Oberschenkel legen.

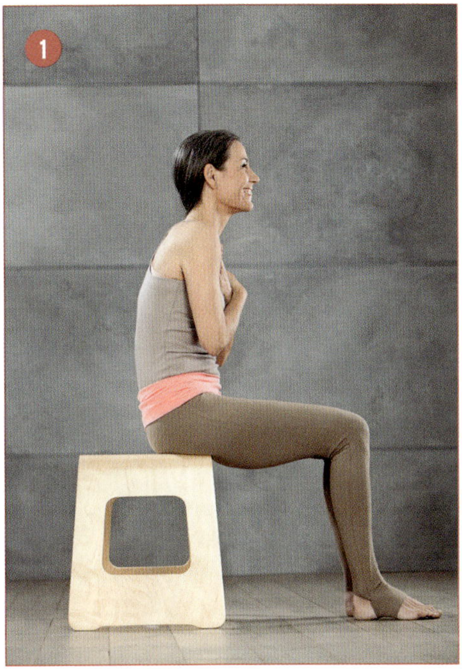

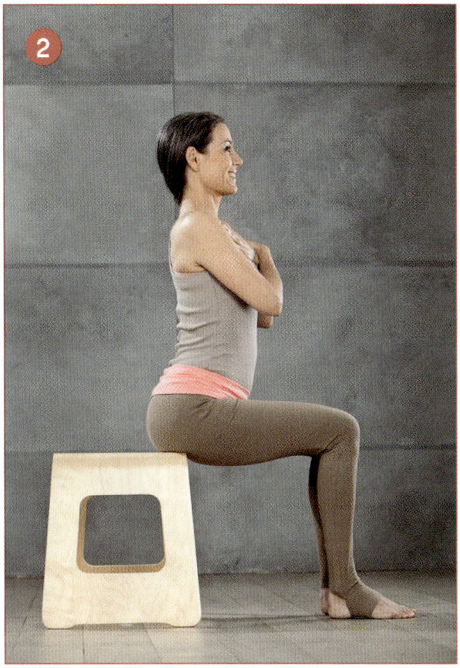

• Großzehengrundgelenk und Ferse saugstupsen und gleichzeitig aus der Leiste die Muskeln der Oberschenkel ausdrehen. 10-mal beide Seiten gleichzeitig. 10-mal einseitig – links, rechts, links, rechts.

• Fallen Ihre Knie automatisch auseinander, legen Sie einen Luftballon in der Größe einer Honigmelone zwischen die Knie.

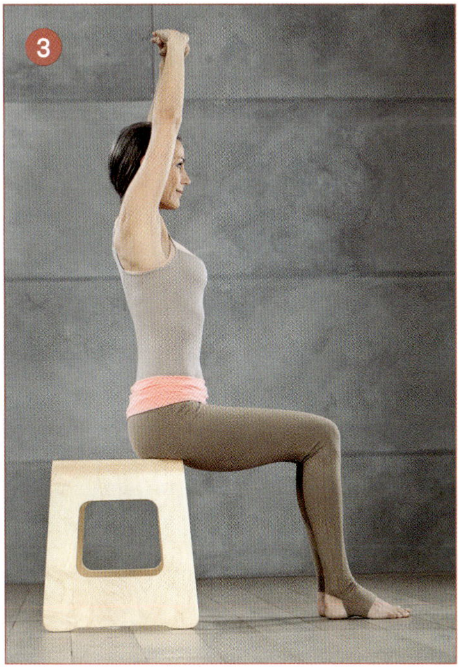

3. Bauchnabel auf Reisen

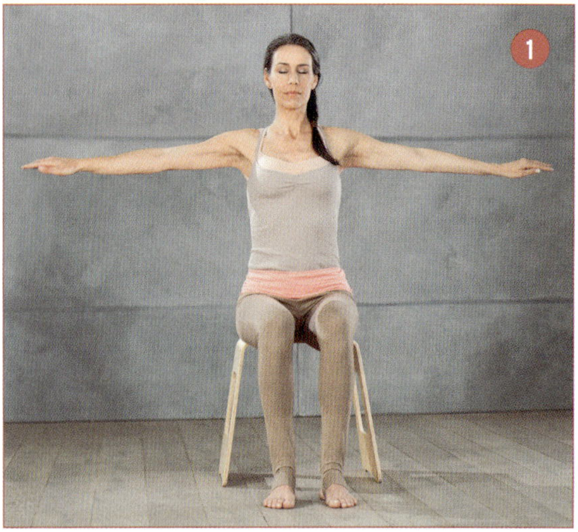

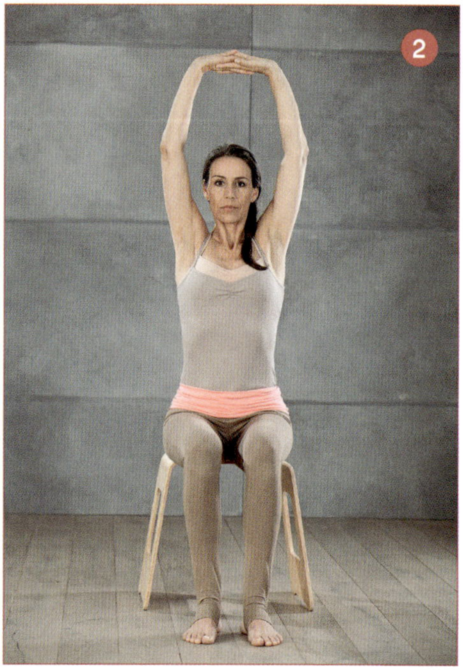

- Füße, Knie, Becken schön ausrichten. Brustkorb vom Becken wegdehnen. Exakt auf den Sitzbeinhöckern ausrichten. Kreuzbein in den Körper denken, lang und leicht mit allen Einzelwirbeln zum Kronenpunkt dehnen. Wenn Sie fragen, ob das nicht ein Hohlkreuz sei: nein. Das, was Sie vorher machten, war ein Flachrücken. Neun von zehn Menschen kippen das Becken von den Sitzbeinhöckern aus gesehen nach vorne, das macht den Rücken flach.

- Den Brustkorb wegdehnen vom Becken, damit er sich selbst tragen kann. Kronenpunkt hoch. Die Arme seitlich ausstrecken, schulterhoch. An den Mittelfingern ziehen, ziehen, ziehen, bis die Schultern sich entspannen und setzen. Arme über den Kopf, Hände verschränken und zur Decke ausdrehen.

- Mit der Wahrnehmung zum Bauchnabel gehen. Stellen Sie sich vor, dass Sie Ihren Bauchnabel ganz lang machen können. Verlängern Sie ihn bis zum unteren Ende des Schambeins und bis zum Brustbein. 3-mal. Wer schnell ermüdet, legt die Hände wieder auf die Oberschenkel und behält die Aufspannung des Körpers bei.

- Jetzt ziehen Sie den Bauchnabel gleichzeitig zum rechten Sitzbeinhöcker und zur linken Schulter. Zum linken Sitzbeinhöcker und zur rechten Schulter, je 5-mal. Ziel: ein Gefühl von kraftvoller Länge an Bauch und Rücken.

4. Atem als Infotaxi

• Sitzposition am Hockerrand, auf einer Meditationsbank oder im Schneidersitz am Boden. Exakt auf den Sitzbeinhöckern ausrichten. Jetzt brauchen Sie Ihre Vorstellungskraft, um den Atem als »Informationstaxi« durch den Körper zu schicken: Sitzbeinhöcker zart zusammenziehen und gleichzeitig zwischen den Sitzbeinhöckern am Damm einatmen, den Atem innen am Kreuzbein hochdenken, entlang der Wirbelsäule hochziehen zum Kronenpunkt, den Kronenpunkt zur Decke dehnen und ausatmen. Bei diesem Ausatmen die Länge halten.

• Zurück zum Damm, zwischen den Sitzbeinhöckern einatmen, gleichzeitig die Sitzbeinhöcker sanft zusammenziehen, die Wirbelsäule hochatmen. Achtung, Schultern und Schulterblätter bewegen sich nicht, nur das Zwerchfell und die Rippen arbeiten: Sie dehnen sich radial aus, weiten den Brustkorb. Am Kronenpunkt ausatmen und die Länge halten, 10-mal.

• Bei jedem Atemzug länger werden. Sie und Ihr Körper lernen bei dieser Übung, wie Sie schadlos lachen, niesen und husten können. Das Aufspannen beim Einatmen aktiviert die Rumpfmuskulatur, das Zusammenziehen der Sitzbeinhöcker aktiviert den Organheber: So schützt und stützt der Beckenboden die Organe.

• Sobald Sie sich so lang fühlen, dass Sie denken, länger geht es nicht: den Bauchnabel zum Brustbein hochziehen, ohne die Knochen zu bewegen. Das Becken bleibt, wie es ist. Einfach nur pulsierend den Bauchnabel hochziehen, loslassen, hochziehen, loslassen. Sie haben die Verbindung der Bauchmuskulatur mit dem Organheber für sich entdeckt: Der Pyramidenmuskel zieht sich lang.

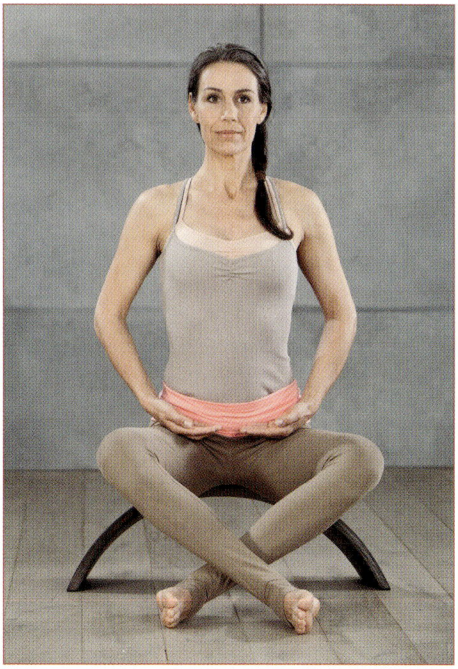

5. Brustwirbeldreh

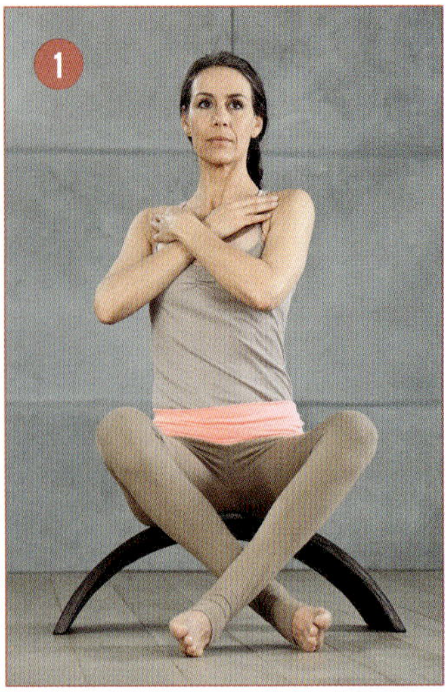

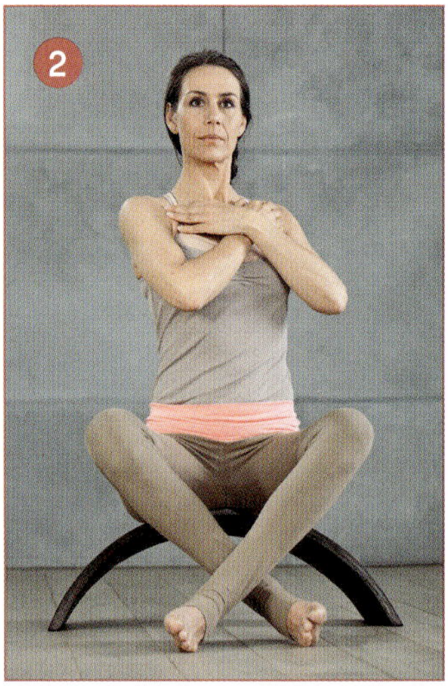

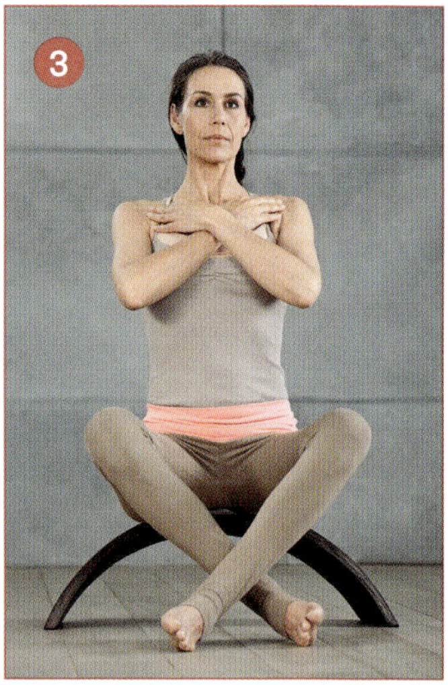

- Die Sitzposition aufbauen, wie Sie es nun kennen. Die Hände vor den Schultern verschränken. Den Bauchnabel diagonal ausdehnen, um die Tiefenmuskeln am Bauch zu aktivieren: Bauchnabel gleichzeitig zum rechten Sitzbeinhöcker und zur linken Schulter ziehen, zum linken Sitzbeinhöcker und zur rechten Schulter.

- Die Länge halten. Sitzbeinhöcker zart zueinander ziehen, um den Organheber zu aktivieren. Und »zart« meint wirklich: zart. Diese leichte Spannung halten.

- Fixieren Sie mit den Augen einen Punkt geradeaus vor Ihnen. Jetzt aus der Brustwirbelsäule nach links drehen, Kopf geradeaus, nach rechts drehen, Kopf geradeaus, jede Seite 10-mal. Der Drehpunkt liegt zwischen den Schulterblattspitzen, wenn die Schulterblätter flach und entspannt am Rücken anliegen.

- Den Oberkörper mit den Brustwirbeldrehungen nach vorne wandern lassen, die Leisten dabei entspannen. Handstellung wechseln, den Torso wirbeldrehend wieder aufrichten.

- Aus der Brustwirbelsäule abwechselnd nach links und rechts ausdrehen, Kopf geradeaus, Torso aus den Sitzbeinhöckern behutsam nach hinten absenken, wieder aufrichten, weiterdrehen, nach vorne absenken, wieder anheben.

• Falls Sie spüren, dass die Sitzbeinhöcker automatisch mitmachen: Gratulieren Sie sich zu Ihrem klugen Körper!

Der Pyramidenmuskel beherbergt bei Frauen wie bei Männern wichtige, lustfördernde Ausläufer des Pudendusnervs. Und er hilft verkürzten Unterbauchmuskeln (Musculus transversus abdominis) zu einer Länge, die den Beckenknochen und Lendenwirbeln Freiheit und Ausdehnung schenkt.

6. Fußglück mit V im V

• Jetzt lernen Sie eine noch subtilere Art kennen, Ihren Beckenboden zu aktivieren. Auf den Sitzbeinhöckern ausrichten. Das Becken aufrichten. Den Brustkorb über dem Becken ausrichten. Die Füße in zarter V-Stellung. Die Knie über den Fersen, die Handrücken liegen auf den Oberschenkeln.

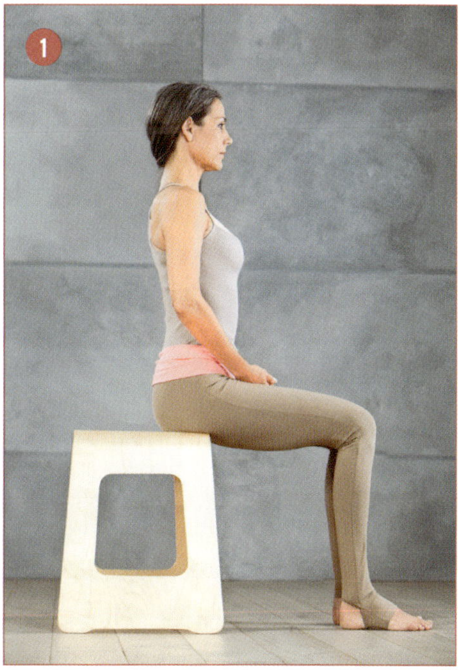

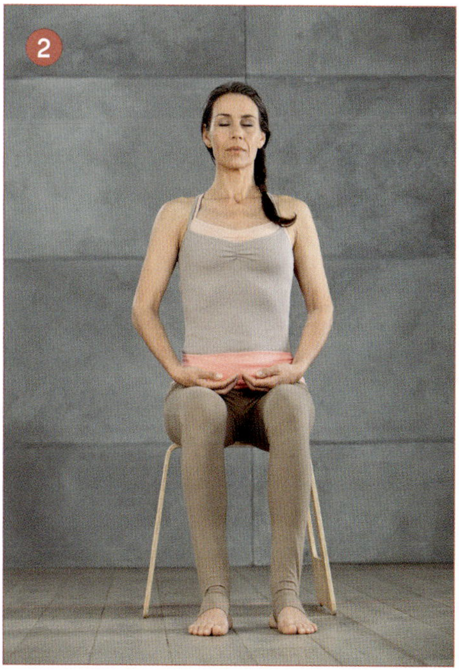

• Die Zehen nach vorne verlängern, die Fersen nach hinten verlängern, ohne die Füße zu bewegen. Es geht darum, zwischen den Knochen und Gelenken Raum zu schaffen.

• Stellen Sie sich vor, die rechte Kniescheibe bewege sich gerade nach vorne, der linke Sitzbeinhöcker gleichzeitig gerade nach hinten. Umgekehrt, linke Kniescheibe fliegt davon, der rechte Sitzbeinhöcker bewegt sich nach hinten, je 10-mal. Bleiben Sie bei der Vorstellung, bis Sie spüren, dass sich unten am Becken Muskeln bewegen.

• Sobald Sie bewusst eine Bewegung machen, am Knie ziehen und das Becken verschieben, so sind Sie an der äußeren Muskulatur und nicht mehr in der Tiefe. Noch 10-mal. Sie machen das wunderbar.

• Die subtile Nichtbewegung holt Beweglichkeit aus den Kreuzbeingelenken und zeigt Ihnen, wie Sie die Beckenhälften so isolieren können, dass Schmerzen im Kreuz, Beckenschiefstand und andere Beschwerden auf Dauer verschwinden.

• Jetzt stellen Sie sich die Linie von der Großzehe zur Ferse und die Linie von der Kleinzehe zur Ferse vor und bringen diese Linien näher zusammen. Es verlaufen Muskeln genau so: von der Großzehe zur Ferse und von der Kleinzehe zur Ferse, wie die beiden Schenkel eines V. Sie bringen den inneren Schenkel näher zum äußeren Schenkel. Dieses »V im V« aktiviert eine Kettenreaktion, die vom Fuß durch die Hinterseiten des Unterschenkels weiter zum Oberschenkel und schließlich bis zu den Sitzbeinhöckern geht. Diese winzige Muskelbewegung aktiviert also Ihre Sitzbeinhöcker – und damit auch den Organheber. 10-mal V im V mit beiden Füßen, 10-mal mit jedem Fuß einzeln.

Steigerung: am linken Fuß V-im-V-Muskeln aktivieren, am rechten Oberarm Muskeln ausdrehen. Am rechten Fuß V-im-V-Muskeln aktivieren, links Oberarmmuskeln ausdrehen, je 10-mal.

7. Hockergrätsche

• Bringen Sie die Füße in kleinen Schrittchen am Boden auseinander: Zehen, Fersen, Zehen, Fersen, Zehen – bis die Beine angenehm herausfordernd gegrätscht sind und die Knie immer noch problemlos über den Fersen stehen können; das ist wichtig für die Beinachse und die Gesundheit der Gelenke. Den Oberkörper schön aufrichten.

• Mit den Füßen die kleinen V im V machen, um die Beinachse zu stabilisieren und den Organheber ins Muskelspiel zu holen.

• Hände an die Innenseite der Oberschenkel legen, knapp über dem Knie. Mit den Fingern Richtung Knie dehnen, die Sitzbeinhöcker gleichzeitig in die Gegenrichtung dehnen. Das aktiviert den Grazilismuskel und hält die Innenschenkelmuskeln schlank.

• Mit den Händen an den Unterschenkeln entlang nach unten rutschen. Den Rücken dabei ganz gerade machen. An den Fußgelenken die Unterschenkel vom Fuß wegziehen – Achtung, die Fersen bleiben am Boden – und die Unterschenkelknochen eindrehen. Die Ellbogen schieben gleichzeitig die Knie auseinander. In dieser geschützten Grätsche mit den Sitzbeinhöckern spielen: zusammenziehen, lösen, zusammenziehen, lösen. 20-mal.

So. Sie haben das Einsteigerprogramm geschafft. Wundern Sie sich nicht, wenn Sie am nächsten oder übernächsten Tag nach diesem Einsteigerprogramm »Muskelkätzchen« an ganz unbekannten Körperstellen haben. Absolvieren Sie das Programm, bis Sie mit den subtilen Nichtbewegungen aus der Tiefenmuskulatur vertraut sind, und wechseln Sie dann zum Intensivprogramm.

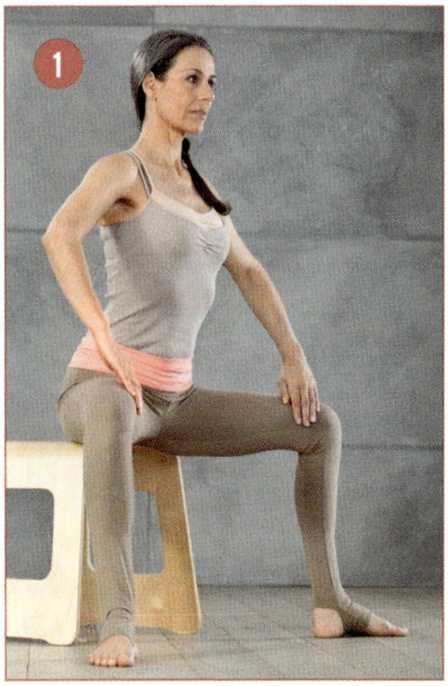

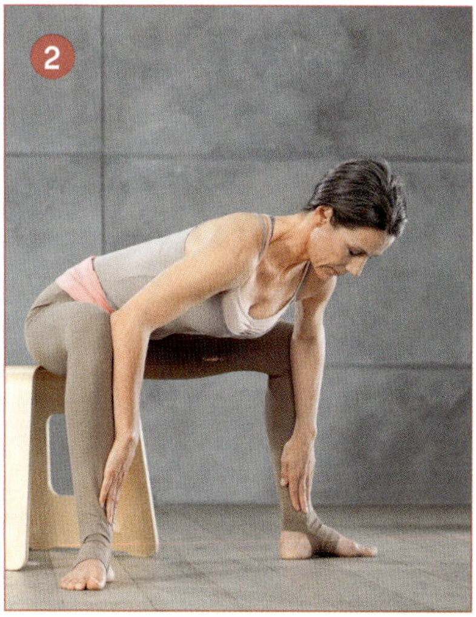

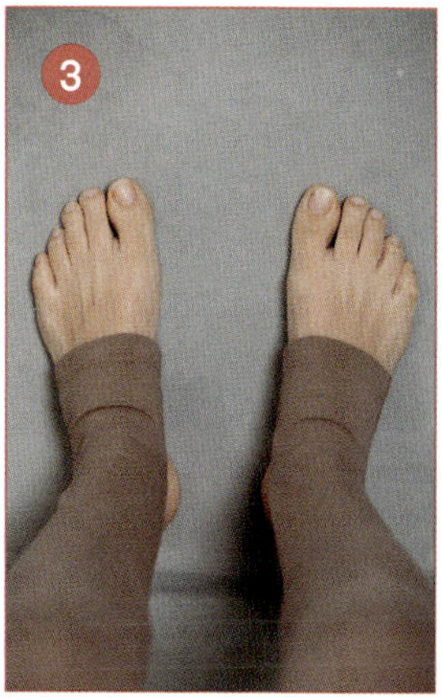

45 min

Tigerfeeling intensiv

Intensivprogramm

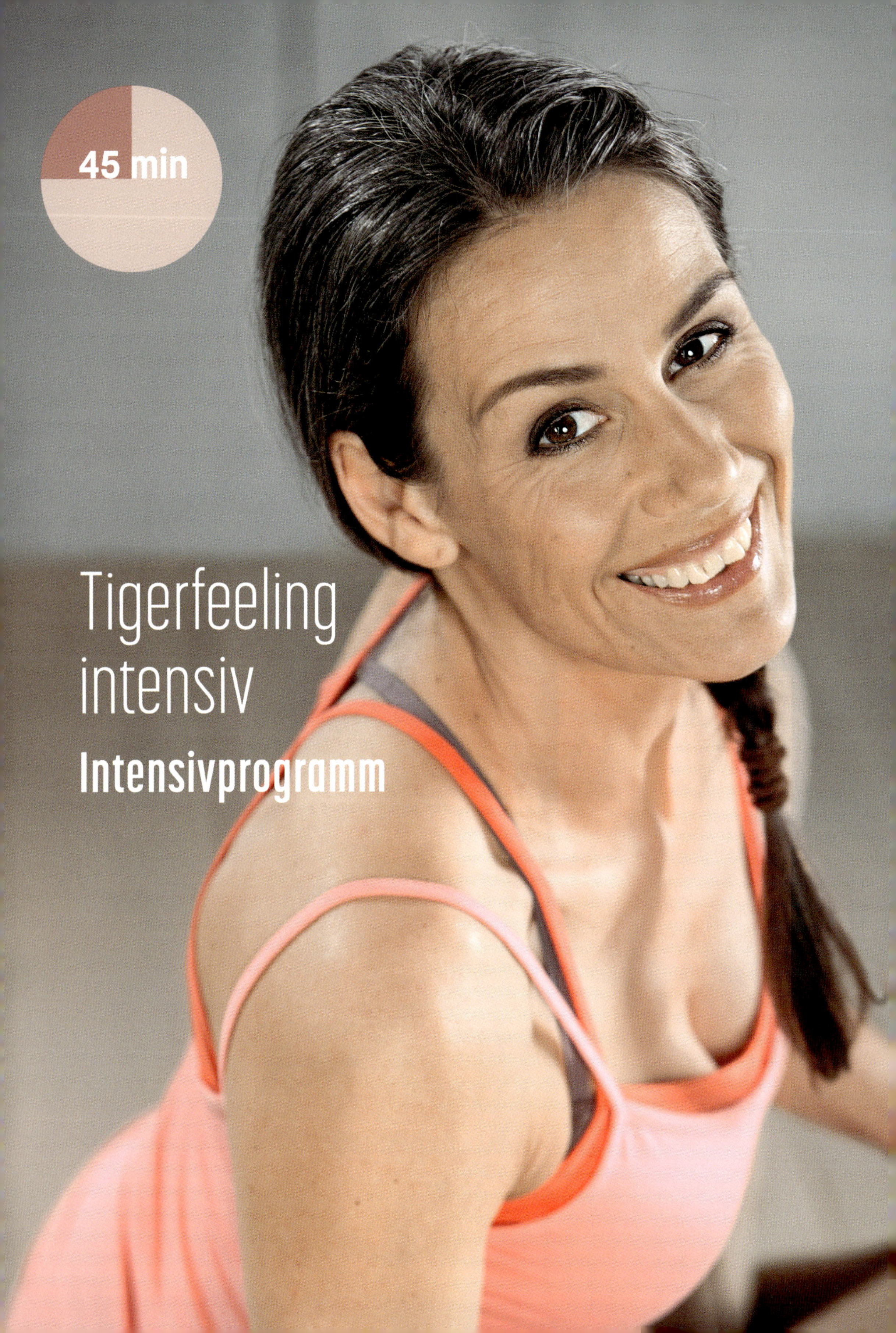

Ein Ganzkörperworkout, das den Organheber ins Zentrum stellt. Alle Übungen werden vom Beckenboden aus »gesteuert«. Geeignet für alle Menschen, die es ernst meinen und ihre Tiefenmuskulatur trainieren wollen. Geschlecht, Alter und Fitnessgrad sind egal, entscheidend ist, dass Sie sich auf die Körperwahrnehmung einlassen und auf Ihren Körper und sein Wohlbefinden hören. Das Training an sich darf und soll Sie fordern, hinterher müssen Sie sich wohlfühlen, aufgespannt, lebendig, pulsierend. Nebst all den Vorteilen für Ihre Gesundheit schenkt Ihnen dieses Training auch optisch die Bestform: Es formt den Po und macht die Beine gerade, es zieht den Bauch schön flach, es strafft die Taille. Das Training streckt die Silhouette und zaubert so im Spiegel sofort Kilos weg. Messen Sie Ihre Körpergröße, bevor Sie mit dem Training anfangen, und dann wieder in drei Wochen. Die Chancen, dass Sie »wachsen«, stehen bei 99,9 Prozent..

1. Rücken lang

- Rückenlage einnehmen. Die Beine sind angewinkelt. Die Fersen stehen etwas näher als die Zehen. Die Knie schweben hüftschmal über den Fersen.

- Hände scharf anwinkeln, die Leisten lang schieben, bis der Unterbauch sich ultralang anfühlt. Oberarmknochen lang denken, die Achselhöhlen und die Muskeln der Oberarme ausdrehen.

- Das rechte Schulterblatt und das linke Becken an die Unterlage abgeben und entspannen. Das linke Schulterblatt

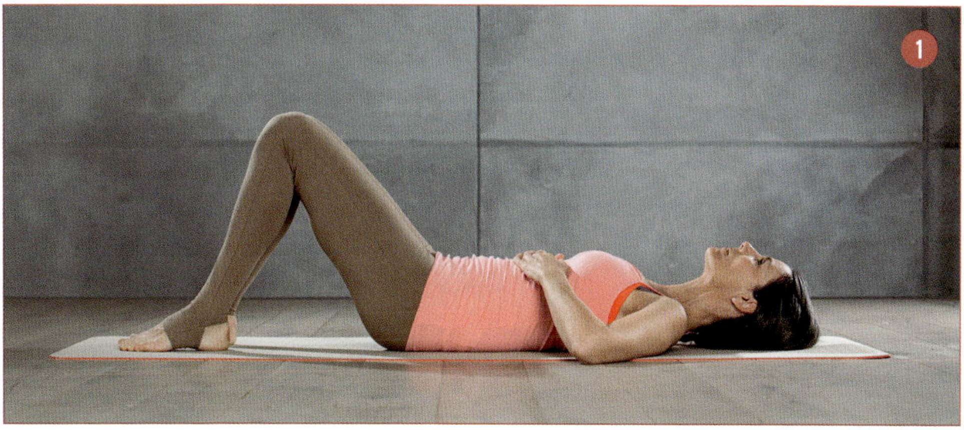

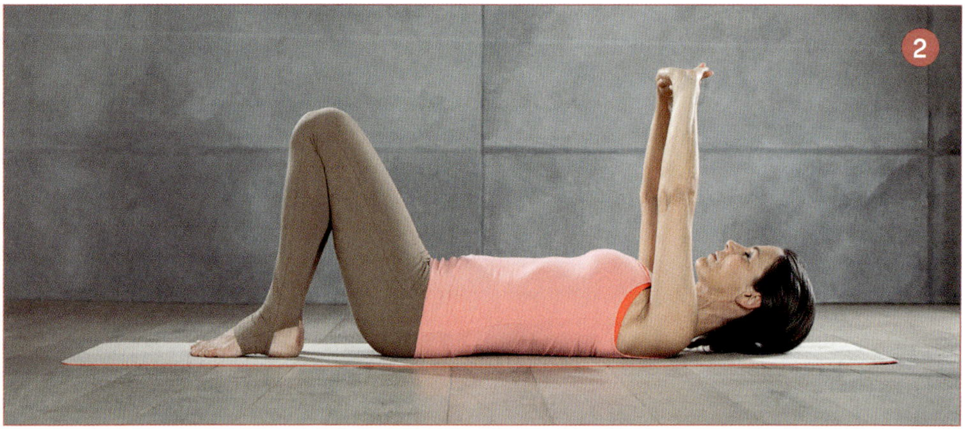

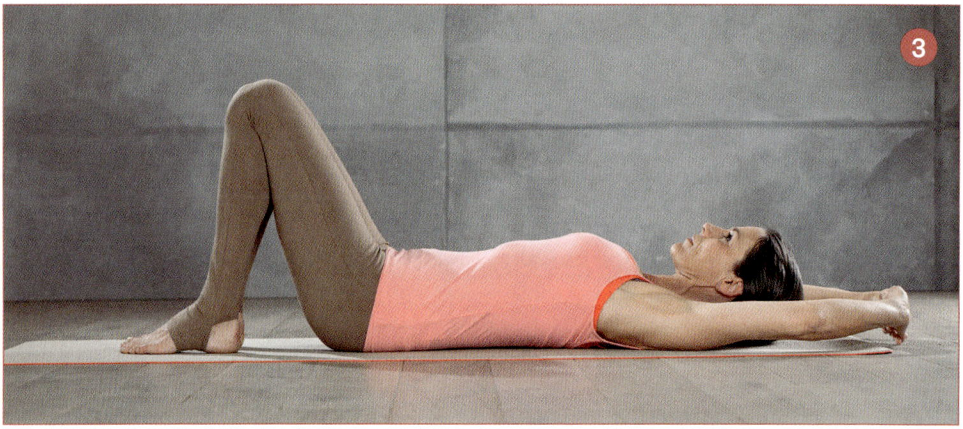

und das rechte Becken entspannen. Je 3-mal wiederholen. Der Schmetterling, der hinter dem Bauchnabel lebt, hat Platz.

• An den Fußsohlen V im V formen. Sie erinnern sich: Linie Großzeh–Ferse näher zur Linie Kleinzeh–Ferse bringen, ohne die Füße bewusst zu bewegen. 10-mal.

• Aus der Leiste die Oberschenkelmuskeln ausdrehen. Nur die Muskeln, die Knochen bleiben an Ort und Stelle. 10-mal.

• Überkreuz arbeiten: links aus der Leiste die Oberschenkelmuskeln ausdrehen, rechts aus der Achselhöhle die Oberarmmuskeln ausdrehen. Umgekehrt: rechts die Oberschenkelmuskeln, links die Oberarmmuskeln ausdrehen. Je 10-mal.

2. Rückenschmeichler mit Schielepuls

- Die Hände verschränken, die Arme zur Decke strecken, die Handinnenseiten zur Decke drehen. Die Oberarmkugeln absenken, bis sie auf der Matte liegen, und dort halten, während Sie die Arme neben den Kopf absenken. Oberarmmuskeln ausdrehen, die Schlüsselbeine verlängern.

- Achtung, der Rücken bleibt entspannt am Boden, auch die Rippen sind entspannt. Den Bauchnabel zum rechten Sitzbeinhöcker und zur linken Schulter dehnen. Zum linken Sitzbeinhöcker und möglichst gleichzeitig zur rechten Schulter. Je 3-mal.

- Die Wahrnehmung zu den Sitzbeinhöckern leiten. Mit dem rechten Sitzbeinhöcker Richtung linke Ferse schielen, mit dem linken Sitzbeinhöcker Richtung rechte Ferse schielen. Jede Seite 10-mal.

- Arme entspannen, Hände über den Rippen verschränken.

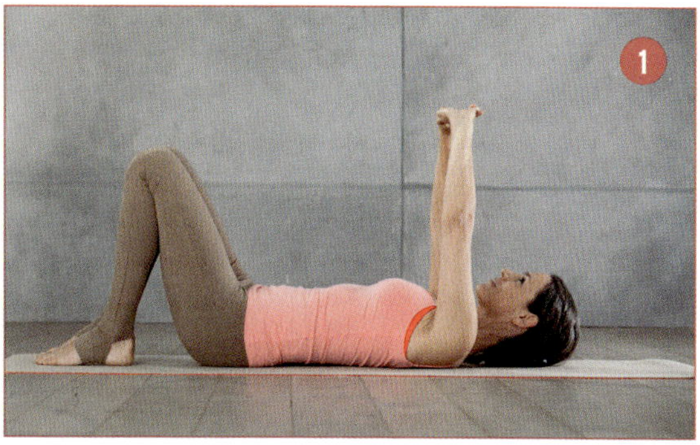

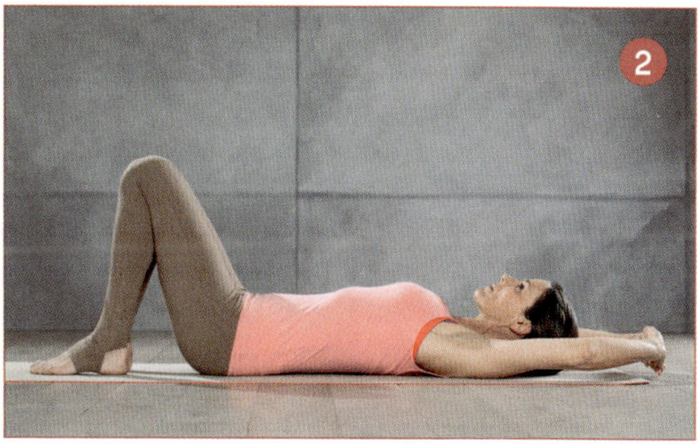

Lassen Sie die Knochen und Gelenke die Arbeit machen, helfen Sie nicht mit den Händen nach. Die Bewegung fühlt sich beim ersten Versuch vielleicht sehr klein an, da, wo sie passiert, im Inneren der Beckengelenke, ist sie aber eine richtig große Sache.

3. Bauchwunder

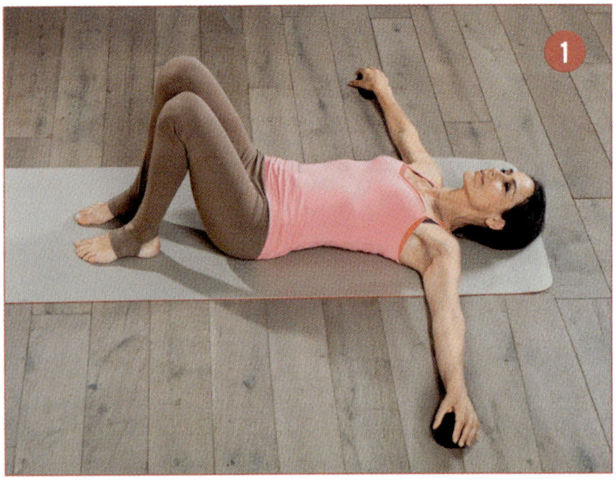

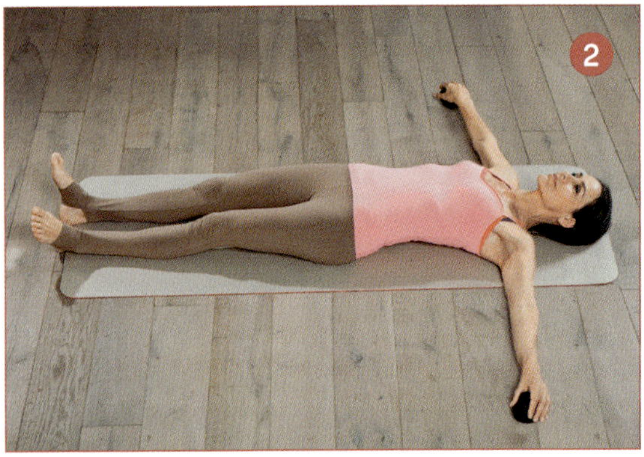

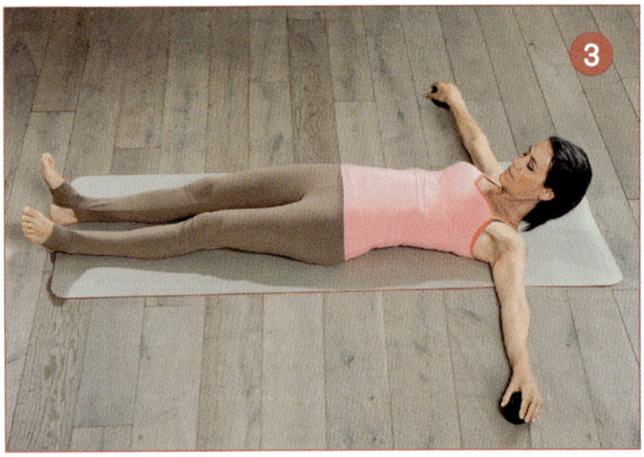

- Rückenlage. Die Arme seitlich ausstrecken, Handgelenke auf Höhe der Achselhöhlen – also tiefer, als Sie es gewohnt sind. Die Ellbogen zeigen kopfwärts, die Ellbeugen fußwärts. Die Oberarmmuskeln ausdrehen. Dieses Ausdrehen zart und bestimmt wiederholen, bis die Schulterblätter und die Oberarmkugeln weich und weit auf der Matte aufliegen.

- Jetzt brauchen Sie die Fantasie: Stellen Sie sich vor, es führe ein goldener Stab von einem Mittelfinger zum anderen. Verschieben Sie die Oberarmkugeln an diesem goldenen Stab bis zu den Handgelenken.

- Die rechte Ferse aufsetzen und wie ein Goldei geschmeidig am Boden nach vorne gleiten, bis das Bein ausgestreckt ist. Die linke Ferse aufsetzen und nach vorne gleiten in die Streckung. Es ist ein aktives »Langschieben« aus dem Becken. Das dehnt auch die Muskeln im Rumpf (Iliacus, Psoas) und vernetzt die gesamte Beinmuskulatur. Die Füße bilden wie immer ein zartes V, die Zehen schauen Richtung Decke. Einatmen an der Mitte des Brustbeines, ausatmen zu den Handgelenken, 3-mal.

- Die Augenlider schließen. Mund weit öffnen. Einatmen durch den weit offenen Mund. Es ergibt sich ein köstliches Gähnen. Wenn das Gähnen sich verflüchtigt, den Unterkiefer entspannt halten und den Kronenpunkt anheben, bis die Nasenlöcher nach unten schauen, auf das Brustbein. Augenlider entspannt halten, Blick Richtung Bauchnabel.

- Den Bauchnabel auf Reisen schicken: zum linken Sitzbeinhöcker und zur rechten Schulter, dann zum rechten Sitzbeinhöcker und zur linken Schulter. Je 3-mal. Den Bauchnabel zur linken Beckenschaufel und zum rechten Rippenbogen und umkehrt zur rechten Schaufel und zum linken Rippenbogen dehnen.

- Auf Achselhöhe die Oberarmmuskeln ausdrehen, 5-mal. Aus der Leiste die Oberschenkelmuskeln ausdrehen, 5-mal. Jetzt beides gleichzeitig, Oberarm- und Oberschenkelmuskeln ausdrehen, 5-mal.

- Jetzt überkreuz: links aus der Leiste die Oberschenkelmuskeln und rechts auf Achselhöhe die Oberarmmuskeln ausdrehen. Rechts aus der Leiste die Oberschenkelmuskeln und links die Oberarmmuskeln ausdrehen. Je 5-mal.

- Das liest sich nach nichts, ist gut gemacht, jedoch bei den ersten Versuchen durchaus herausfordernd. Steigerung: ein Bein ganz wenig anheben, in der Luft mit dem Fuß das V im V zeichnen. Absetzen, Bein wechseln.

- Diese Übung dehnt die Vorderseite des Körpers. Prägen Sie sich ein, wie es sich anfühlt, wenn vorne und hinten gleich lang sind. Rufen Sie bei allen folgenden Übungen diese intensive Dehnempfindung ab.

> Machen Sie Pausen, sobald der Nacken verkrampft oder der Kopf die Position nicht mehr halten kann. Bauen Sie die Position neu auf. Wichtig: »Das Becken« bewegt sich nicht, wenn Sie ein Bein heben. Sie lassen beide Beckenhälften isoliert und entspannt am Boden liegen.

4. Fußsohlenfrosch

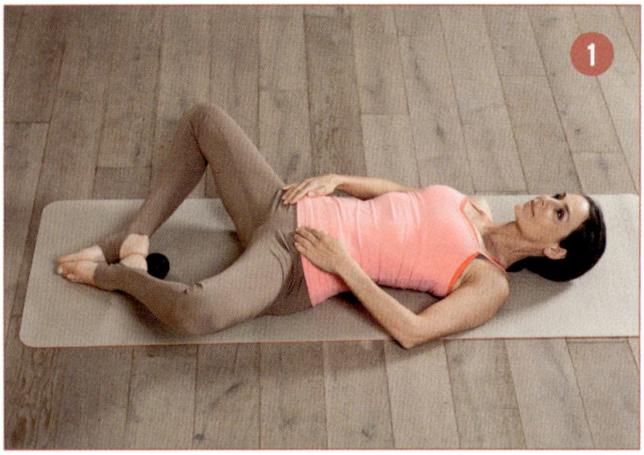

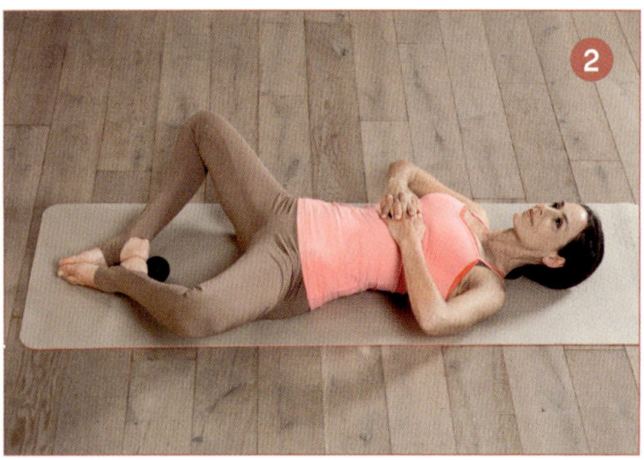

- Die Fußsohlen aneinanderlegen und sofort die Fersen vom Boden anheben. Die Fersen berühren sich. Bringen Sie bitte auch die Außenseiten der Fersen in Kontakt. Aus den Leisten die Oberschenkelmuskeln ausdrehen und die Beine entspannt in eine möglichst weite Grätsche bringen.

- Die Fersen ein paarmal aneinanderstupsen und so mit dem Organheber pulsieren. Die Hände verschränken und über den Rippen schweben lassen. Einatmen durch die Nase, die Ellbogen auseinanderziehen und gleichzeitig die Achselhöhlen nach vorne oben dehnen. Auch die Muskeln der Oberarme auf Achselhöhe ausdrehen. In der Vorstellung das linke Knie und den rechten Ellbogen weiter auseinanderziehen, Achtung, die Finger bleiben verschränkt, die Fersen bleiben in Kontakt. Das rechte Knie und den linken Ellbogen in die Gegenrichtung dehnen. Jede Seite 10-mal.

- Die Fersen zusammenstupsen und gleichzeitig ein paar Millimeter weiter Richtung Decke heben, heben, heben, heben.

- Beine wieder hüftschmal aufstellen und entspannen. Arme lösen, Hände auf das Becken legen.

5. Pedalo

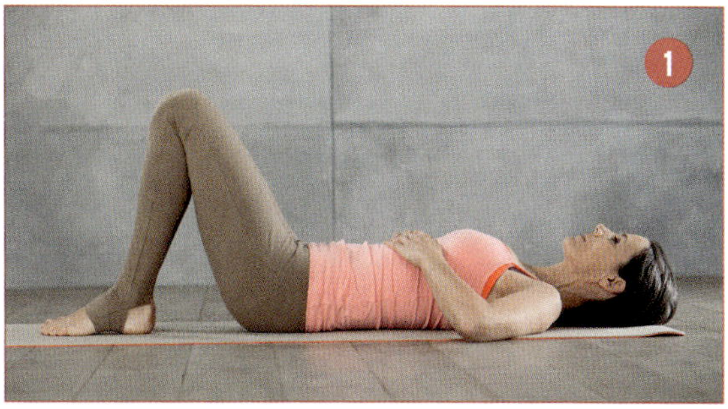

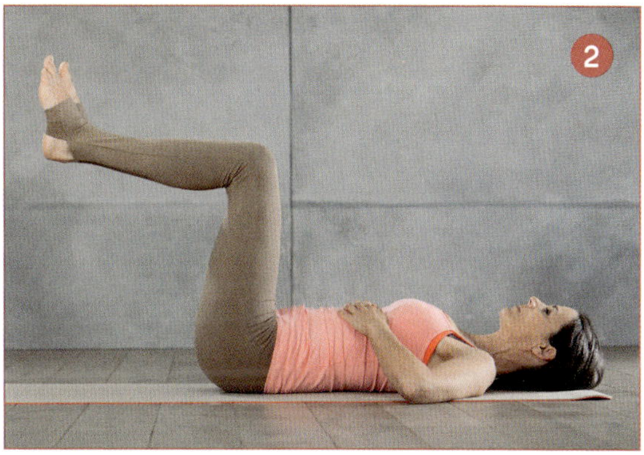

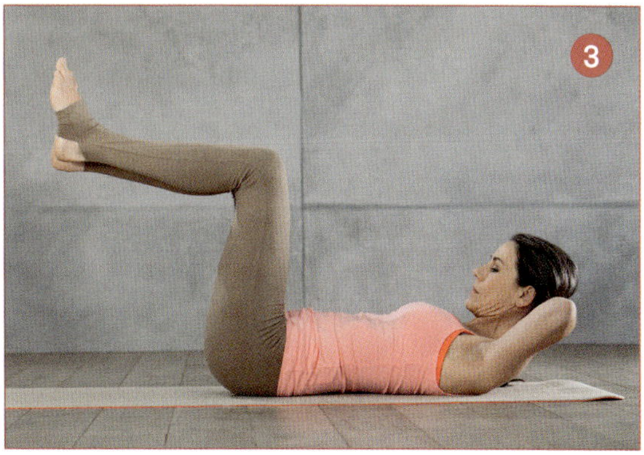

- Das rechte Schulterblatt und das linke Becken entspannen und an die Unterlage abgeben. Das linke Schulterblatt und das rechte Becken. Schambein und Steißbein Richtung Fersen dehnen, den Kronenpunkt in die Gegenrichtung. Im Liegen funktioniert dieses Zug-Gegenzug-Prinzip perfekt. Den Brustkorb und das Becken so weit wie möglich auseinanderdehnen.

- Die Sitzbeinhöcker leicht zusammenziehen, lösen, zusammenziehen, lösen. 10-mal. Rechts Großzehengrundgelenk und Ferse leicht in den Boden stupsen, dasselbe links. Rechts, links, rechts, links, 10-mal. Jetzt rechts stupsen und das Bein federleicht anheben, absetzen, links stupsen, das Bein federleicht anheben, absetzen. Je 10-mal.

- Nun das rechte Bein anheben, Knie im 90-Grad-Winkel, Unterschenkel parallel zum Boden ausrichten, das linke Bein anheben und ebenso ausrichten. Ferseninnenseiten zusammenführen, Knie etwas weiter auseinanderziehen. Aus der Leiste die Oberschenkelmuskeln ausdrehen.

- Hände falten und unter den Kopf legen. Ellbogen auseinanderdehnen. Die Bauchseite vollkommen entspannen und in der Vorstellung an den Rücken abgeben. Bauchnabel zur rechten Beckenschaufel und zum linken Rippenbogen dehnen, zur linken Beckenschaufel und zum rechten Rippenbogen. Je 5-mal.

• Augenlider schließen. Mund weit auf, einatmen, gähnen. Kronenpunkt zur Decke ziehen, bis die Nasenlöscher senkrecht auf das Brustbein »schauen«. Den vorderen Hals entspannen und an den Nacken anlehnen. Wenn das Kinn parallel zum Brustbein steht, ist die Position perfekt.

• Den Oberkörper entspannt und stillhalten und nur die Füße aus dem Beckenboden etwas vorschieben, zurückziehen, vorschieben, zurückziehen. 20-mal.

Zur Steigerung nehmen Sie die Knie und Oberschenkel weiter auseinander. Die Hüftgelenke bleiben auf Linie mit den Kniekehlen, die vorderen Oberschenkelmuskeln sind entspannt, die Bauchdecke ist flach.

• Kopf absenken. Beine parallel halten und nah an den Körper ziehen. Achtung, die Sitzbeinhöcker bleiben am Boden, der Schmetterling lebt unter dem Bauchnabel.

• Sie können die Oberschenkel mit den Händen sanft zum Körper ziehen. Die Schultern dabei am Boden lassen und die Oberarmmuskeln ausdrehen. Die Arme sind lang genug.

Sie wundern sich, weshalb Sie die Anweisung erhalten, die Augenlider zu schließen, um in die korrekte Position zu kommen? Das soll verhindern, dass Sie beim Hochkommen mit dem Kopf nach oben schauen. Sobald sich die Augäpfel nach oben drehen, verschiebt sich der Schädel auf dem Atlas in eine ungünstige Position, der Nacken wird gestaucht, und diese Stauchung setzt sich fort bis ins Kreuz.

> Die Kraft, das Bein anzuheben, kommt aus dem Bein. Sie brauchen dafür nichts anderes. Verspannt sich aus Gewohnheit sofort der Unterbauch, ziehen Sie die Oberschenkel näher zum Körper, bis die Bauchdecke wieder entspannt und flach ist. Falls Sie gewohnheitsmäßig den Bauch herauspressen, können Sie sich ein schweres Kissen oder ein dickes Buch auf den Bauch legen, um leichter entspannen zu können. Denn wenn der Bauch während der Übung kugelt, so erarbeiten Sie sich einen Kugelbauch. Also muss der Bauch während der Übung schon so lang und flach sein, wie Sie ihn gerne möchten.

6. Pedalo bewegt

- Die Beine wieder anwinkeln, Oberschenkel zu Unterschenkel im 90-Grad-Winkel. Die Fersen an ihren Innenseiten aneinanderlegen, Füße in leichter V-Stellung, die Zehen entspannen. Jetzt die Fersen ein paarmal aneinanderstupsen, um die Kettenreaktion zum Beckenboden zu aktivieren.

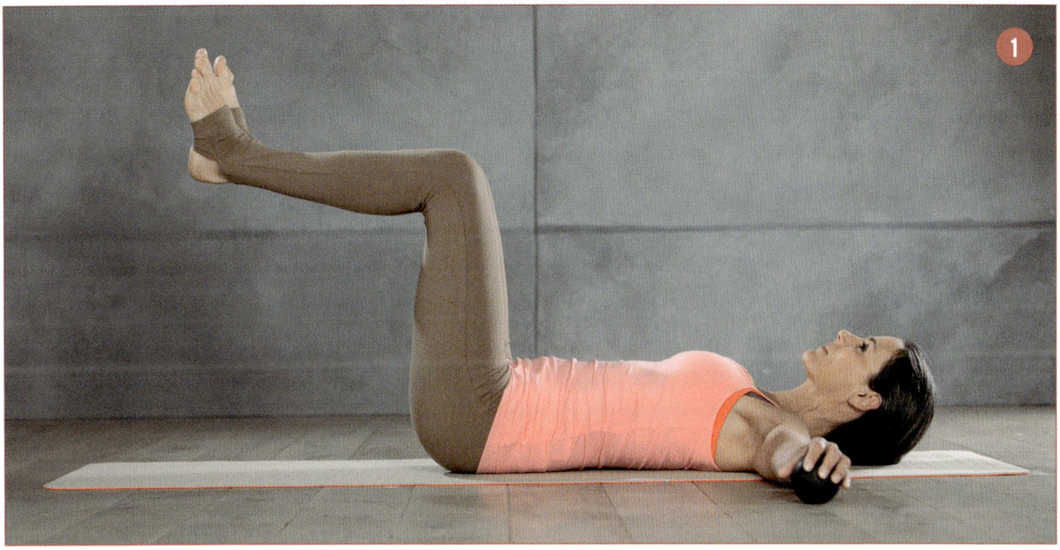

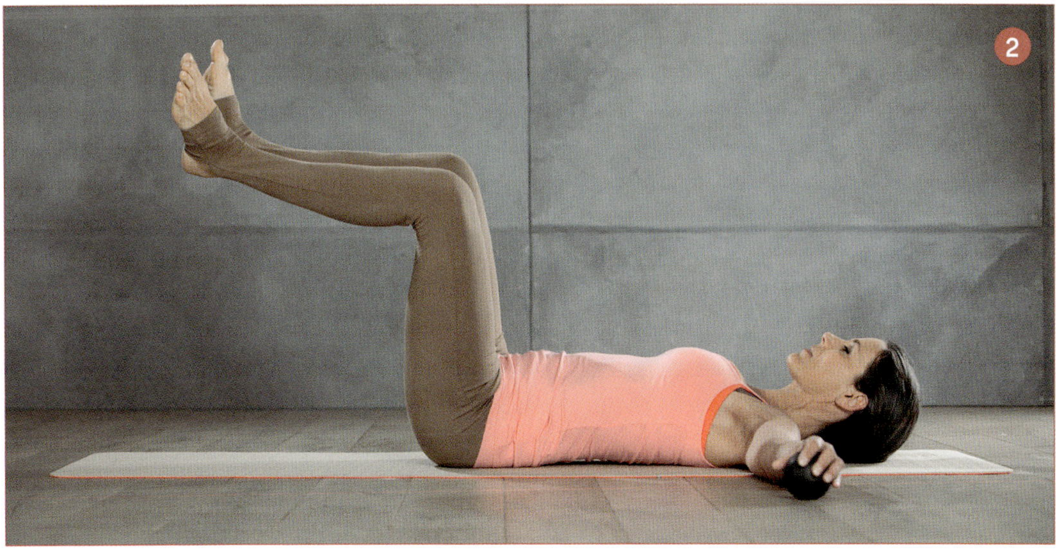

- Die Arme seitlich ausstrecken und auseinanderziehen, bis beide Schulterblätter und die Oberarmkugeln ganz auf der Matte aufliegen. Achten Sie darauf, die Arme auf Achselhöhlenhöhe auszubreiten. So bleibt die Oberarmkugel frei unter dem Schulterdach.

- Richten Sie die Arme so aus, dass die Ellbogen kopfwärts und die Ellbeugen fußwärts zeigen. Das bringt die Armknochen in die perfekte Stellung zueinander und entlastet alle Gelenke (Hand, Ellbogen, Schultern). Außerdem aktiviert es den kleinen Brustmuskel (Musculus pectoralis minor), der viel mehr und viel wichtigere Aufgaben erfüllt als sein großer Bruder (Musculus pectoralis major). Auf Achselhöhe die Oberarmmuskeln ausdrehen, bis die Oberarmkugeln wieder entspannt auf der Matte liegen. Den Bauchnabel in der Vorstellung zum rechten Sitzbeinhöcker und zum linken Mittelfinger dehnen, zum linken Sitzbeinhöcker und zum rechten Mittelfinger.

- Aus den Leisten die Oberschenkelmuskeln und auf Achselhöhe die Oberarmmuskeln ausdrehen und ausgedreht halten. Fersen aneinanderstupsen, die Beine aus der Kraft des Organhebers vor- und zurückbewegen. Dabei die Beine bei jeder Bewegung aus dem Hüftgelenk etwas mehr nach rechts versetzen, der linke Sitzbeinhöcker zieht kräftig nach unten, bleibt am Boden, bewegt sich nicht. Zurück zur Mitte und jetzt die Beine nach links bewegen, der rechte Sitzbeinhöcker zieht nach unten, bleibt am Boden. Noch je 1-mal nach rechts und nach links.

- Zurück in die Mitte. Beine sanft an den Körper ziehen, Achtung, der Schmetterling will hinter dem Bauchnabel leben.

> Die Übung wirkt Wunder gegen Beckenschiefstand und ölt die Hüftgelenke. Wichtig: Die Sitzbeinhöcker bleiben immer am Boden, die Finger ziehen auseinander und stabilisieren den Torso.

7. Kleine Brücke

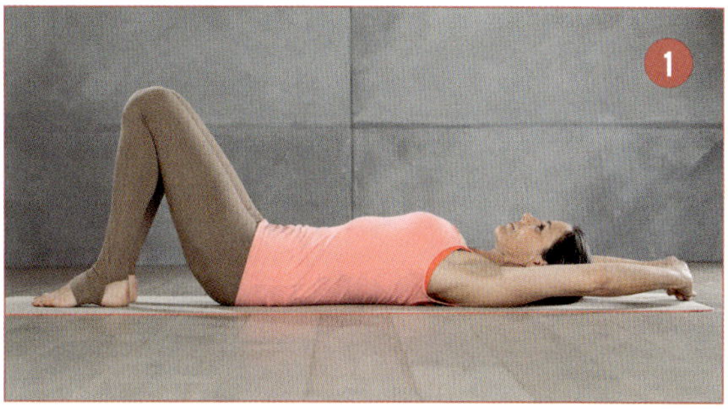

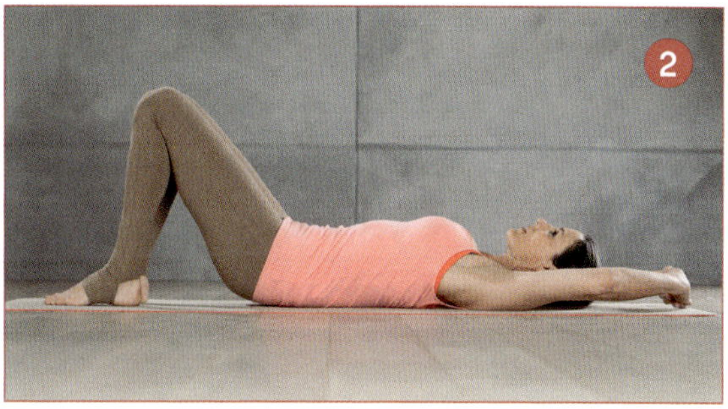

• Die Beine hüftschmal aufstellen, die Fersen relativ nah am Körper, damit alle Muskeln an den Oberschenkeln gleichmäßig arbeiten. Die Füße bilden ihr Ideal-V. Die Kniescheiben zeigen zur Decke. Vorbereitung: Ziehen Sie in der Vorstellung am rechten Bein eine Linie von der Kniekehle zum Sitzbeinhöcker und von der Kniekehle zur Ferse – wie die Naht eines Strumpfes. Am linken Bein ebenfalls. Das rechte Bein ein Gramm leicht vom Boden heben, absetzen, das linke Bein heben, absetzen. Je leichter sich die Beine anheben lassen, umso präziser arbeitet Ihr Organheber.

• Füße wieder auf den Boden. Hände verschränken. Arme zur Decke strecken, Handflächen nach oben dehnen. Oberarmkugeln auf die Matte entspannen. Arme neben dem Kopf absenken, Oberarme liegen auf.

• Mit den Sitzbeinhöckern ein paarmal schielen, um die Beckengelenke zu mobilisieren, der linke Sitzbeinhöcker schielt nach rechts, der rechte nach links. Aus den Leisten die Oberschenkelmuskeln ausdrehen, lösen, ausdrehen, es entsteht ein subtiler Puls in den Sitzbeinhöckern, ausdrehen, lösen, gleichzeitig behutsam Schambein und Steißbein zwischen den Knien hindurch verlängern und das Becken vom Boden heben, Oberschenkelmuskeln ausdrehen, ausdrehen, ein bis zwei Lendenwirbel heben sich vom Boden, der Bauch ist gedehnt und vollkommen entspannt. Mit dem Becken hauchzart angehoben weiterpulsieren mit den Oberschenkelmuskeln, 30-mal.

• Den Rücken zügig absenken, der Schmetterling hat seinen Platz hinter dem Bauchnabel. Position für die Große Brücke halten.

8. Große Brücke

• Fersen so positionieren, dass die vorderen Oberschenkelmuskeln entspannt bleiben. Mit den Handseiten die Leisten Richtung Fersen dehnen und die Schmetterlingshöhle verlängern. Rechts die Strumpfnaht aus der Kniekehle zum Sitzbeinhöcker zeichnen und aus der Kniekehle zur Ferse. Am linken Bein wiederholen. Mit den Füßen ein paar V im V machen und die Oberarmmuskeln gleichzeitig ausdrehen.

• Die Kniekehlen nach vorne ziehen, kraftvoll, über die Füße hinaus, und zulassen, dass sich der Rücken vom Boden hebt, weiter an den Kniekehlen ziehen, bis der Torso wie ein schräges Brett steht. Den Bauchnabel zum rechten Knie und zur linken Schulter ausdehnen, zum linken Knie und zur rechten Schulter. Noch 1-mal.

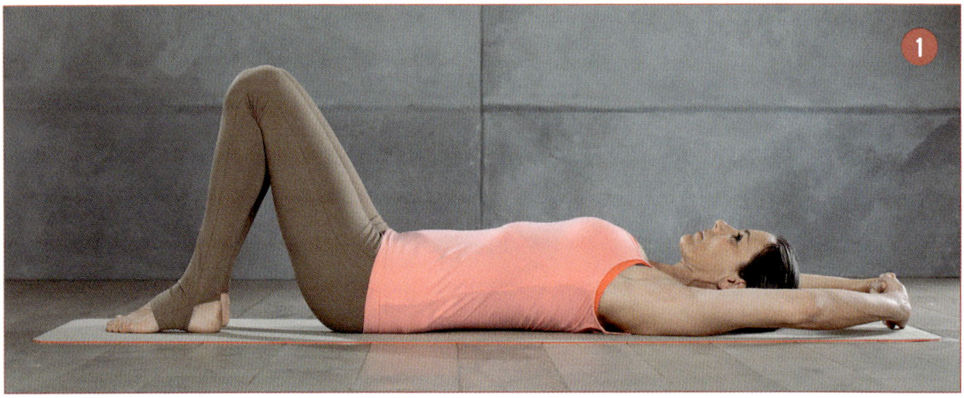

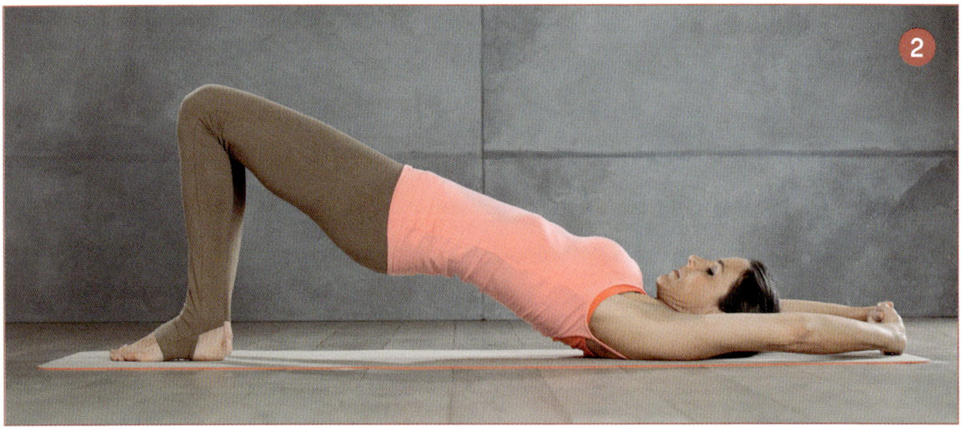

- Alles Gewicht und allen Druck von den Beinen nehmen, sie fühlen sich federleicht an. Falls die Knie zur Seite fallen, den Luftballon dazwischenlegen, es ist wichtig, dass die Beine auf Achse stehen: Sprunggelenke, Knie, Hüftgelenke auf einer Linie. Mit den Sitzbeinhöckern ein paarmal schielen, der rechte schielt zur linken Kniekehle, der linke zur rechten Kniekehle.

- Steigerung: Aus den Leisten die Oberschenkelmuskeln ausdrehen, ausdrehen, ausdrehen. 20-mal. Die Oberschenkelmuskeln abwechselnd aus der linken und der rechten Leiste ausdrehen, der linken, der rechten, je 10-mal.

- Noch mehr Steigerung: Die linke Kniekehle nach vorne dehnen, einatmen, den Atem zur rechten Achselhöhle lenken, Achselhöhle aufdrehen. Rechte Kniekehle unendlich dehnen, einatmen, Atem zur linken Achselhöhle lenken und beim Ausatmen die Achselhöhle aufdrehen. Wiederholen, sooft Sie können.

- Den Rücken zügig am Stück absenken, die Sitzbeinhöcker landen mit den Rückenmuskeln am Boden, der Schmetterling lebt. Entspannen.

> Es ist wichtig, dass die inneren Oberschenkelmuskeln (Adduktoren, Abduktoren) entspannt sind, sonst trainieren Sie die falschen Muskeln.

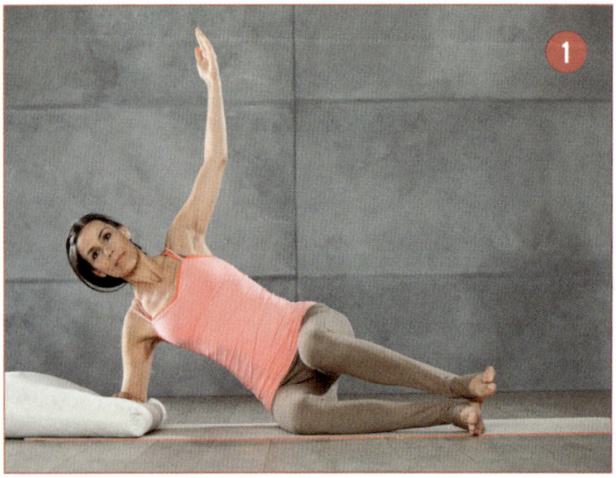

9. Beinschere

• Matte am Kopfteil falten. Auf die rechte Seite legen, rechten Unterarm auf der erhöhten Matte auflegen. Die Finger nach vorne und den Ellbogen nach hinten dehnen. Die Muskeln dieses Oberarmes kraftvoll auf Achselhöhe ausdrehen, das richtet die Wirbelsäule und den Torso automatisch auf. Den linken Arm zur Decke strecken, die Hand schaut kopfwärts. Am Mittelfinger ziehen, bis sich die Schultern schwerelos anfühlen und exakt senkrecht übereinanderstehen. Die Beine liegen im rechten Winkel vor dem Körper. Darauf achten, dass Sie auf der Außenseite des rechten Beines liegen und die Muskeln des Oberschenkels ausdrehen können.

• Alle Rumpfmuskeln in die Länge dehnen und zu einem Kraftrohr »sammeln«.

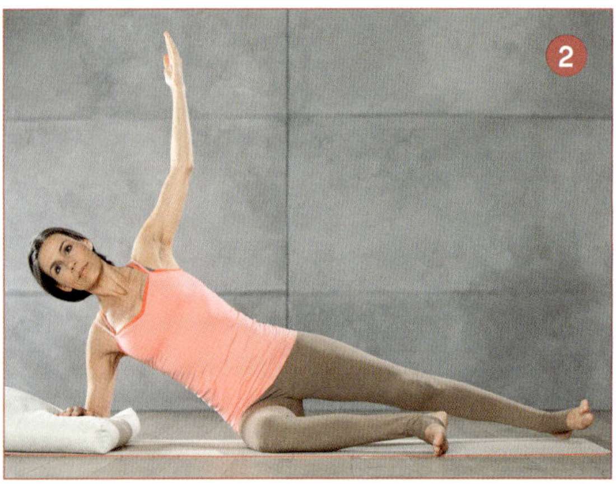

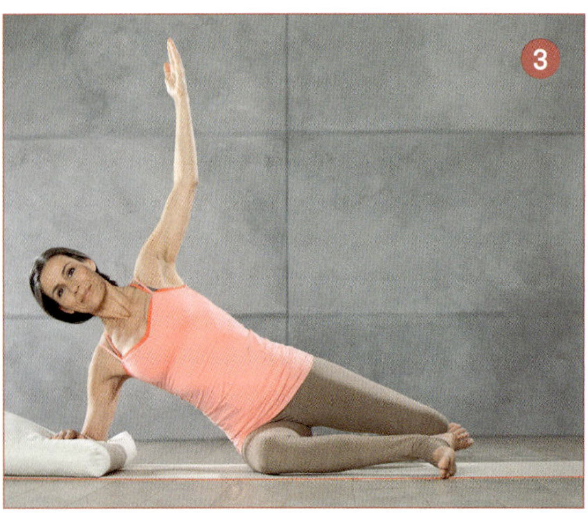

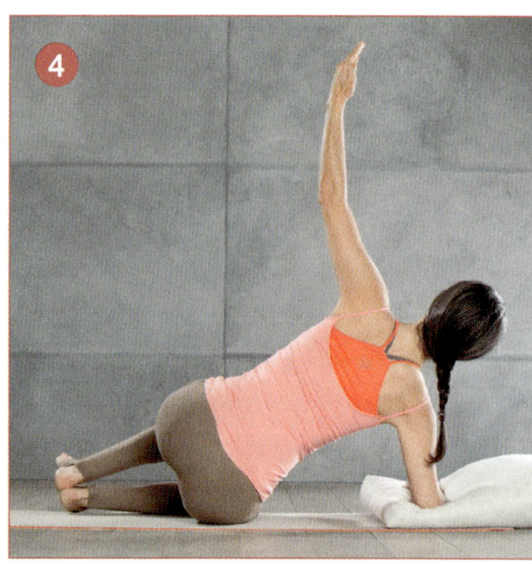

Diese Stabilität ist entscheidend. Sobald die Taille durchhängt, schadet die Übung mehr, als sie nützt. Geht die Aufspannkraft verloren, kurz entspannen und wieder sorgfältig aufbauen.

- Füße in ein zartes V bringen, also die Vorfüße ein wenig auseinander, und die Fersen ein wenig anheben. Die Fersen aneinanderstupsen, um die Kettenreaktion zu den Beckenmuskeln zu wecken. 10-mal. Aus der Leiste die Oberschenkelmuskeln ausdrehen, 10-mal.

- Linkes Bein gerade ausstrecken, Ferse am Boden, Vorfuß ganz leicht angehoben. Die Strumpfnaht einzeichnen: aus der Kniekehle zum Sitzbeinhöcker langziehdenken, aus der Kniekehle zur Ferse. Diese zart in den Boden stupsen, stups, stups, stups. Sie können die linke Hand auf die linke Hüfte legen, um die Kettenreaktion zum Beckenboden zu spüren. 20-mal Ferse in den Boden.

- Den linken Unterschenkel nach hinten anwinkeln, Ferse bleibt am Boden. Mit der Ferse nach hinten gleiten, bis die Bauchseite und der linke Oberschenkel auf einer geraden Linie liegen. Das linke Knie lang ziehen. Links aus der Leiste die Oberschenkelmuskeln ausdrehen und gleichzeitig zart die Ferse in den Boden stupsen. Mindestens 20-mal, Sie können endlos steigern.

- Entspannen. Dann Seite wechseln. Beine angewinkelt. Den linken Unterarm anwinkeln, die Knochen auseinanderdehnen, Finger nach vorne, Ellbogen nach hinten. Torsomuskeln dehnen, von den Leisten bis zu den Achselhöhlen. Den rechten Arm zur Decke strecken, Hand schaut kopfwärts, am Mittelfinger ziehen, bis die Schultern übereinanderstehen und die linke Schulter entspannt ist, links die Oberarmmuskeln ausdrehen.

- Die Fersen sind aneinander und leicht in der Luft, Zehen lang machen und entspannen. Fersen aneinanderstupsen. 10-mal. Aus den Leisten die Oberschenkelmuskeln ausdrehen, 10-mal.

- Das rechte Bein ausstrecken, Ferse am Boden, Vorfuß leicht in der Luft; die Strumpfnaht einziehen, um die Muskeln zu dehnen, Kniekehle zu Sitzbeinhöcker, Kniekehle zu Ferse. Mit der Ferse in den Boden stupsen, 20-mal.

- Unterschenkel nach hinten anwinkeln, Ferse am Boden, Vorfuß in der Luft, Leiste offen, Oberschenkelmuskeln ausgedreht, Kniescheibe schaut gerade nach vorne. Ferse in den Boden stupsen, stups, stups, stups, 20-mal.

- Beine wieder anwinkeln, in Rückenlage drehen und entspannen.

10. Unterschenkelstand mit Organrutsche

• Die Matte falten und darauf knien. Achtung, auch im Unterschenkelstand müssen die Füße im V sein, das heißt die Fersen etwas näher als die Großzehen. Große oder krampfempfindliche Füße können mit einer gerollten Decke oder einer Kissenrolle unterlegt werden.

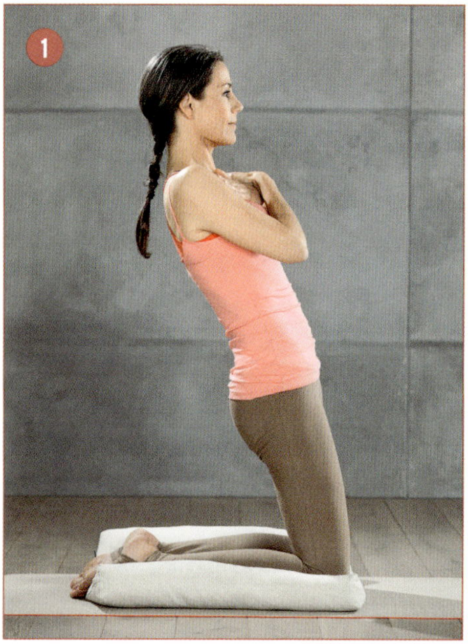

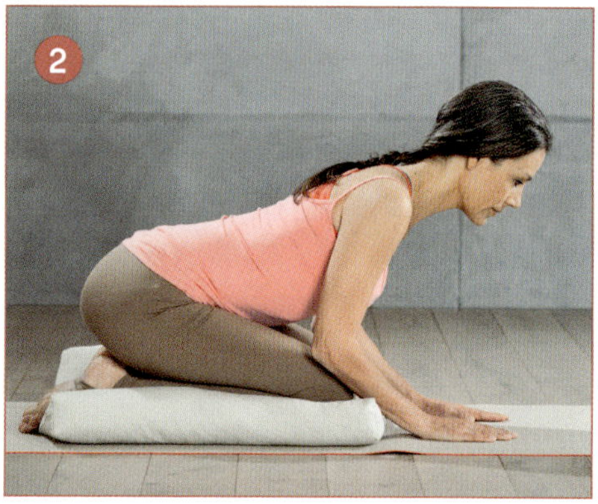

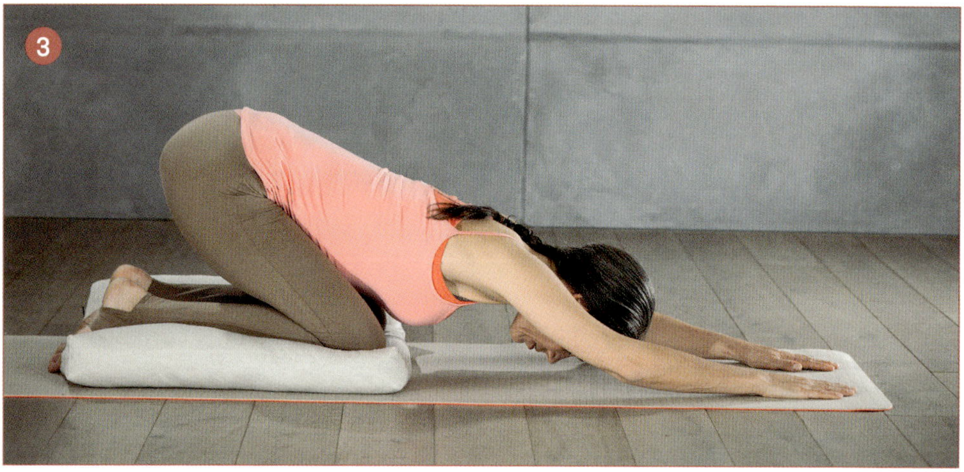

- Das Becken nach hinten dehnen, um die Kniegelenke zu entlasten. Wieder aufrichten in den Unterschenkelstand.

- Die Oberschenkel lang ziehen. Das Becken von den Oberschenkeln wegdehnen. Den Brustkorb exakt über dem Becken ausrichten und vom Becken wegdehnen. Gleichzeitig den Unterrand des Schambeines zu den Knien dehnen. Hände vor den Schultern kreuzen. Bauchnabel zum linken Knie und zur rechten Schulter verlängern. Zum rechten Knie und zur linken Schulter. Je 3-mal.

- Aus den offenen, weiten Leisten die Oberschenkelmuskeln ausdrehen, 10mal.

- Oberschenkel und Torso am Stück etwas nach hinten absenken. Aus den Leisten die Oberschenkelmuskeln ausdrehen. 10-mal.

- Noch etwas weiter absenken. 10-mal aus den Leisten die Muskeln ausdrehen und den Brustkorb gleichzeitig aus der Brustwirbelsäule heraus zart nach links und nach rechts drehen. Der Kopf schaut dabei weiter geradeaus: links, rechts, je 10-mal.

- Aufrichten, Hände auf den Boden, sie bilden ein zartes A. Die Hände am Boden so weit nach vorne bringen, dass die Arme gestreckt sind. Die Ellbogen bleiben entspannt und zeigen zu den Seiten. Das Becken gleichzeitig nach hinten dehnen, Becken und Brustkorb auseinanderziehen, der Kronenpunkt zielt zwischen die Hände. Mit den Handwurzeln am Boden leicht ziehen, schieben, ziehen und zulassen, dass eine Kettenreaktion durch die Feinmuskulatur der Wirbelsäule zum Becken geht und es bewegt. Jetzt mit beiden Händen jeweils abwechselnd schieben und ziehen. Schieben, ziehen, durchlässig sein.

> Je höher das Becken in der Luft steht, umso schöner wird die Organrutsche, bereits gesenkte Organe können einfach an ihren Platz zurückrutschen. Stellt sich die Kettenreaktion nicht ein, so halten Sie den Rücken rund und das Becken gekippt. Ziehen Sie Sitzbeinhöcker und Steißbein nach hinten, bis der Rücken lang und gerade ist.

11. Vierfüßler bewegt

- Im Vierfüßlerstand einrichten, Knie auf der gefalteten Decke wie in der Übung Unterschenkelstand. Hände exakt unter den Schultern, die Finger schauen zueinander. Die Hüftgelenke stehen exakt über den Knien. Die Ellbogen sind leicht gebeugt und zur Seite ausgerichtet.

- Das Becken und den Brustkorb auseinanderdehnen. Auf Achselhöhe die Oberarmmuskeln ausdrehen, aus den Leisten die Oberschenkelmuskeln. 3-mal gleichzeitig, 3-mal rechts und links versetzt.

- Den Bauchnabel abwechselnd zwischen rechter Beckenschaufel und linkem Rippenbogen und linker Beckenschaufel und rechtem Rippenbogen lang ziehen, je 5-mal. Das stabilisiert den Rumpf und schützt vor dem Durchhängen.

- In der Vorstellung eine Linie vom Unterrand des Schambeines bis zur Stirn ziehen. Diese Linie an die Wirbelsäule schmiegen und in einen harmonischen, lang gezogenen C-Bogen bringen, Kronenpunkt und Steißbein ziehen beide Richtung Boden.

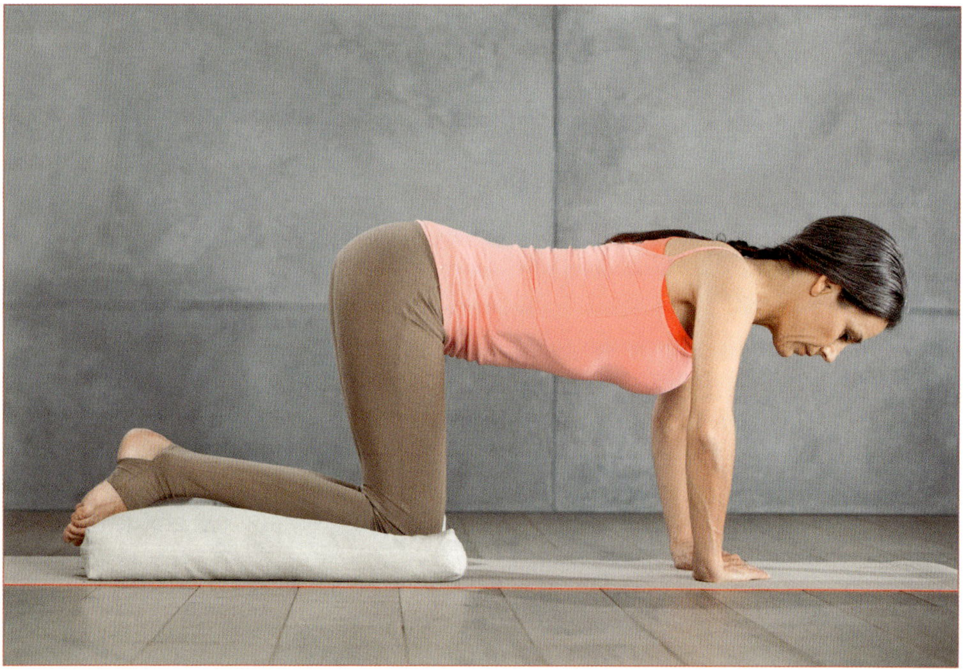

- Den Torso sofort wieder zurück in die Gerade und Kronenpunkt und Steißbein in Zug- und Gegenzugspannung bringen. Wieder C-Bogen formen, lang werden. Achtung: Die Arme sind entspannt, die Ellbogen sind immer gleich gebeugt. C-Bogen und wieder gerade werden dauern so lange, wie Sie brauchen, um langsam »ein-und-zwan-zig« zu sprechen. Auf »einundzwanzig« einrunden, auf »einundzwanzig« dehnen.

- Den Torso weiter nach vorne schieben, die Hände bleiben an Ort und Stelle. Bogen machen, dehnen und weiter vor mit dem Torso. Erneut in den C-Bogen dehnen, zurück in die Gerade dehnen und noch ein bisschen weiter vor – ja, das tut gut! Jetzt langsam mit dem Körper nach hinten wandern Richtung Fersen, dabei jedes Mal im Wechsel C-Bogen formen und lang machen, C-Bogen und lang machen, bis die Sitzbeinhöcker über den Fersen sind.

- Auf die Fersen setzen und entspannen.

Die Wirbelsäule soll mit dieser Übung reaktionsschnelle Kraft trainieren. Achten Sie sowohl beim Bogenformen als auch beim Geradeziehen der Wirbelsäule immer auf die Zug- und Gegenzugspannung zwischen Steißbein und Kronenpunkt und halten Sie den Hals immer lang.

12. Pyramide aus der Superhocke

- In die Hocke gehen, die Fersen hochziehen, die Füße in V-Stellung. Die Finger berühren den Boden leicht, die Ellbogen sind zur Seite ausgerichtet, die Ellbeugen zeigen nach innen. Die Muskeln der Beinrückseiten dehnen: rechts von der Kniekehle zur Ferse bewusst entspannen, von der Kniekehle zum Sitzbeinhöcker bewusst dehnen. Links genauso wiederholen.

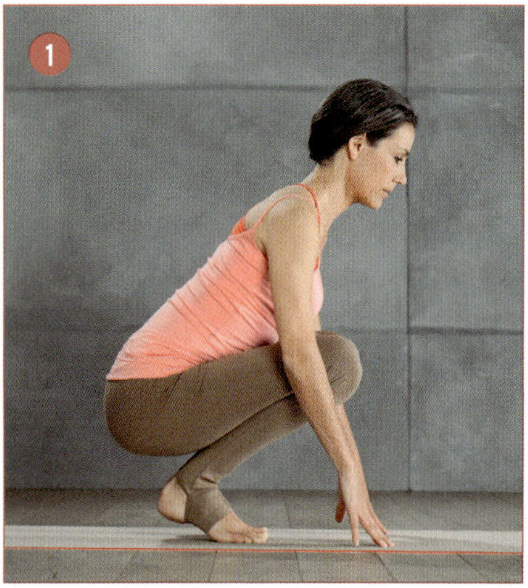

- Das Becken nach hinten unten entspannen, loslassen. Den Brustkorb vom Becken wegdehnen, Richtung Kopf. Den Bauch, die Flanken und den Rücken lang machen. Der Kronenpunkt zieht sich lang. Die Muskeln der Oberarme auf Achselhöhe ausdrehen, die Muskeln der Oberschenkel aus der Leiste.

- Die linke Kniescheibe nach vorne davonfliegen lassen, den rechten Sitzbeinhöcker nach hinten, die rechte Kniescheibe fliegt davon, der linke

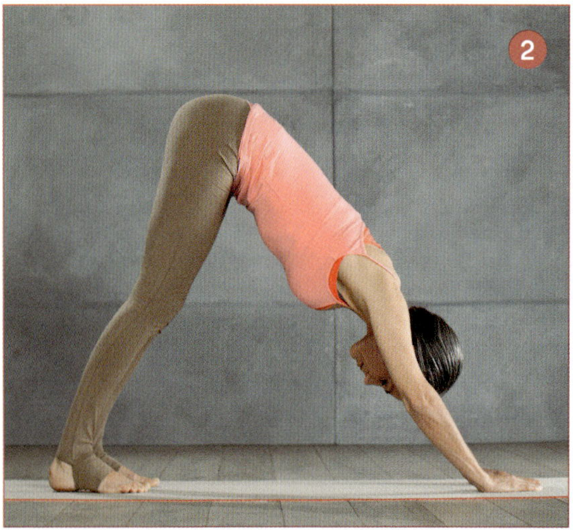

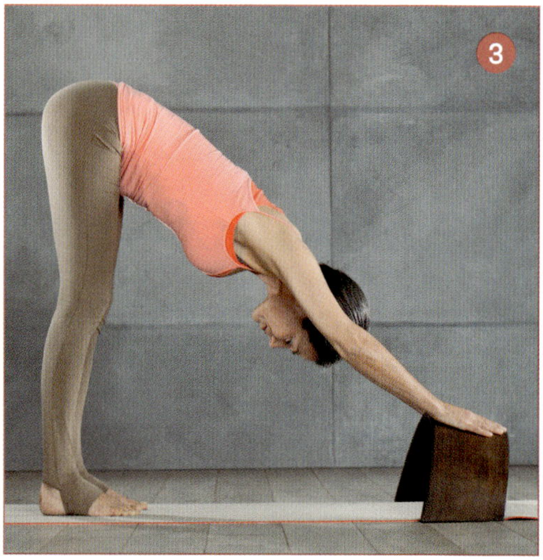

Sitzbeinhöcker zieht nach hinten. Jede Seite 3-mal.

• Jetzt die Fersen auf den Boden setzen, mit den Händen nach vorne wandern, soweit es mit Fersen am Boden geht. Hände leicht und in A-Form aufsetzen, der Kronenpunkt zielt zwischen die Hände, Hals und Nacken sind lang.

• Die Sitzbeinhöcker nach hinten oben dehnen, soweit es nur geht. Den Brustkorb in die Gegenrichtung entspannen, soweit es nur geht. Je schmaler und länger sich Ihre Taille anfühlt, umso entspannter ist die Wirbelsäule. Den Unterrand des Schambeines zwischen den Beinen durch Richtung Decke ziehen, um das Becken perfekt aufzurichten und den Rücken noch mehr zu entspannen.

• Aus der Leiste die Oberschenkelmuskeln ausdrehen, auf Achselhöhe die Oberarmmuskeln. Je 5-mal. Überkreuz, links die Oberschenkelmuskeln, rechts die Oberarmmuskeln, je 5-mal. Den Bauchnabel zum linken Sitzbeinhöcker und zum rechten Handgelenk verlängern, zum rechten Sitzbeinhöcker und zum linken Handgelenk, je 3-mal.

• Mit den Händen zum Körper zurücklaufen, Pyramide auflösen, zurück in die Hocke und aus der Hocke direkt in den Schneidersitz kommen. Wer Schwierigkeiten hat, kann die Hände auf eine Meditationsbank oder einen Hocker legen.

Die Fersen müssen bei dieser Übung auf dem Boden bleiben. Der Hals ist vorne, seitlich, hinten gleich lang und vollkommen entspannt. Das Kinn steht im rechten Winkel zum Hals. Der Bauch ist genauso lang wie die Taille und der Rücken. Ziehen Sie in Ihrer Vorstellung die Sitzbeinhöcker und den Unterrand des Schambeines bis zur Decke hoch, um die gesamte Wirbelsäule noch mehr Richtung Kronenpunkt zu entspannen.

13. Schneidersitz

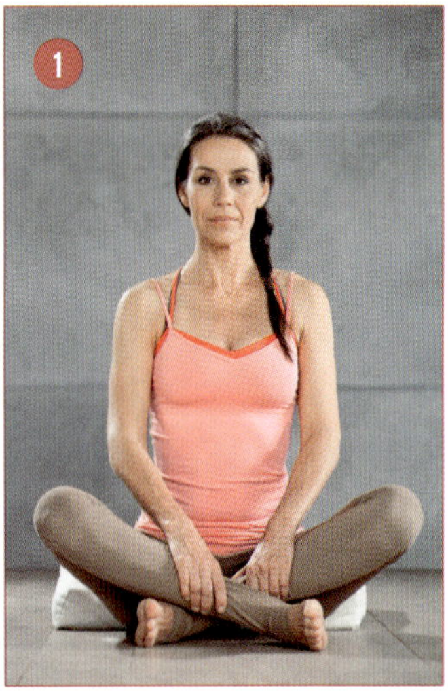

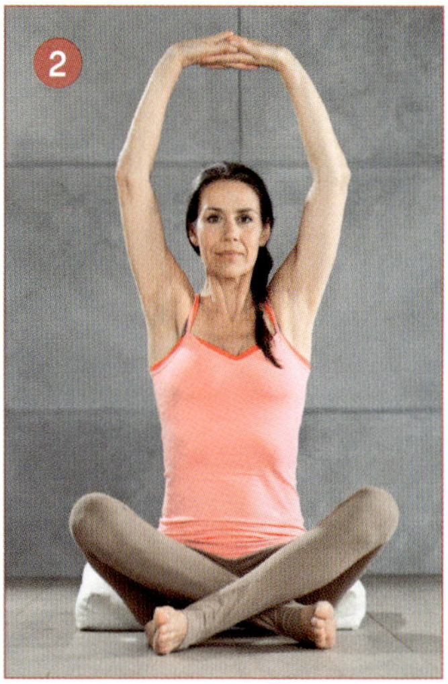

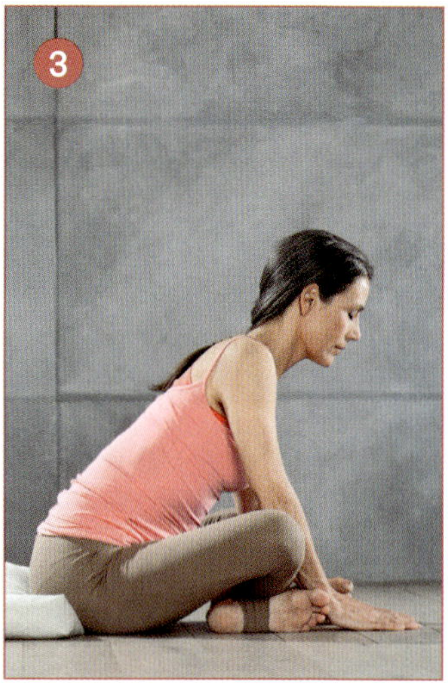

- Sie können sich auf ein Kissen oder die gefaltete Matte setzen, wenn Ihnen der Schneidersitz anfangs schwerfällt. Bei akuten Knieproblemen können Sie rechts und links Kissen unterlegen. Die Unterschenkel auf Kniehöhe anwinkeln, mit den Händen knapp über dem Knöchel die Unterschenkel von den Sprunggelenken wegdehnen, Richtung Knie, Knochen eindrehen und gleichzeitig den Rücken lang ziehen. Die Füße schweben jetzt auf der Außenseite, Zehen nach vorne, Fersen nach hinten denken. Die äußeren Fußknöchel müssen in der Luft schweben, Das kräftigt Füße und Sehnen der Sprunggelenke.

- Die Hände verschränken, die Arme über den Kopf, die Ellbogen zeigen zur Seite, auch wenn die Arme gestreckt sind. Beidseitig kraftvoll die Oberarmmuskeln ausdrehen und die Schulterblätter flach an den Rücken ziehen.

- Aus den Leisten die Oberschenkelmuskeln ausdrehen. 10-mal. Überkreuz: links Oberarmmuskeln ausdrehen, rechts Oberschenkelmuskeln, und umgekehrt, je 5-mal. Entspannen Sie die Beinmuskeln vollkommen, lassen Sie den Organheber direkt mit den Becken- und Beinknochen arbeiten.

- Aus der Brustwirbelsäule zart nach links und rechts drehen. Der Kopf bleibt geradeaus, fixieren Sie einfach einen Punkt vor sich auf Augenhöhe. Jede Seite 10-mal.

• Hände lösen, Beinstellung wechseln, Fußgelenke wieder aufrichten. Hände vor den Beinen aufsetzen, nach vorne laufen, soweit es mit geradem Rücken geht. Brustbein gleichzeitig zum Schambein und zum Kinn dehnen, Oberarmmuskeln ausdrehen.

• Wenn die Hände nicht mehr weiterkönnen, Handwurzeln am Boden ansaugen, Ellbogen scharf nach hinten ziehen und überkreuz links schieben und rechts ziehen, wie Sie das schon kennen, und so die Kettenreaktion Hände-Arme-Schultern-Rücken-Becken auslösen. Je aufgespannter Ihr Oberkörper ist, je gedehnter die Bauchseite, umso intensiver die Reaktion.

• Mit den Händen zurückwandern. Aus der Brustwirbelsäule nach links drehen, Kopf geht mit, die rechte Hand geht zur linken Leiste und dreht die Oberschenkelmuskeln noch mehr aus. Die linke Hand ruht entspannt auf dem Rücken. Bauchnabel diagonal dehnen, zum linken Sitzbeinhöcker und zur rechten Schulter, zum rechten Sitzbeinhöcker und zur linken Schulter.

• Seite wechseln. Brustwirbelsäule dreht nach rechts, die linke Hand unterstützt die rechte Leiste beim Ausdrehen, Kopf geht mit, die rechte Hand locker auf den Rücken legen, den Bauchnabel von Sitzbeinhöcker zu Schulter je 3-mal diagonal dehnen.

• Zurück in die Ausgangsposition.

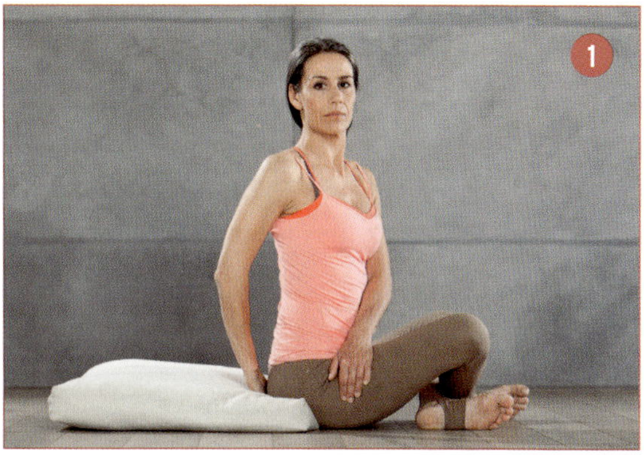

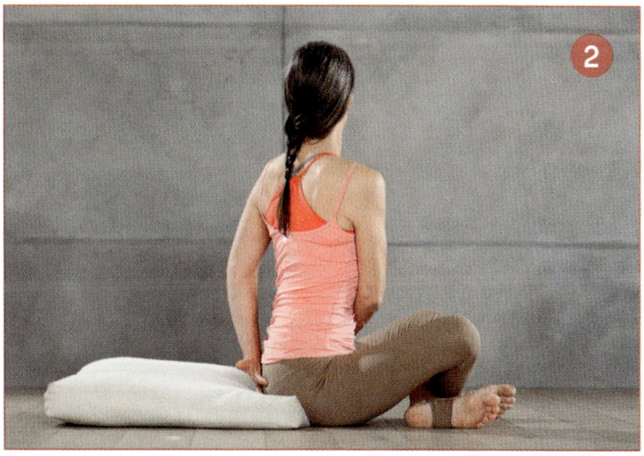

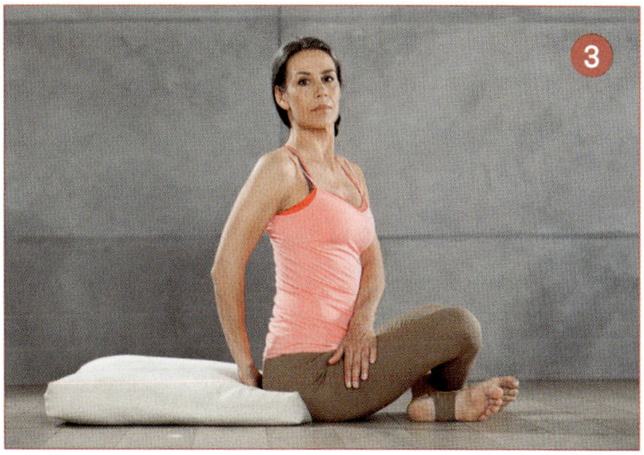

14. Sitzlauf mit Überkreuzdehnung

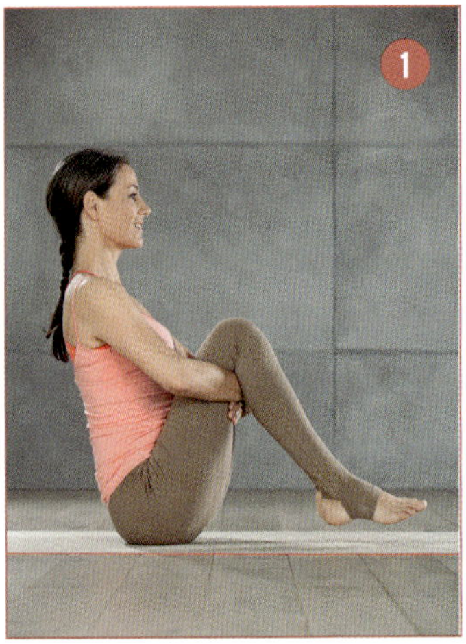

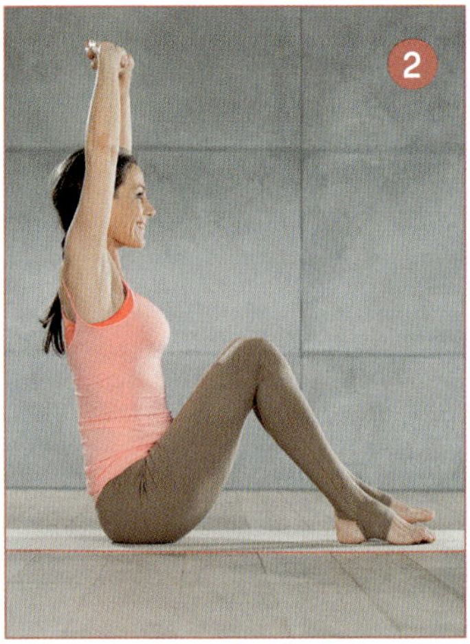

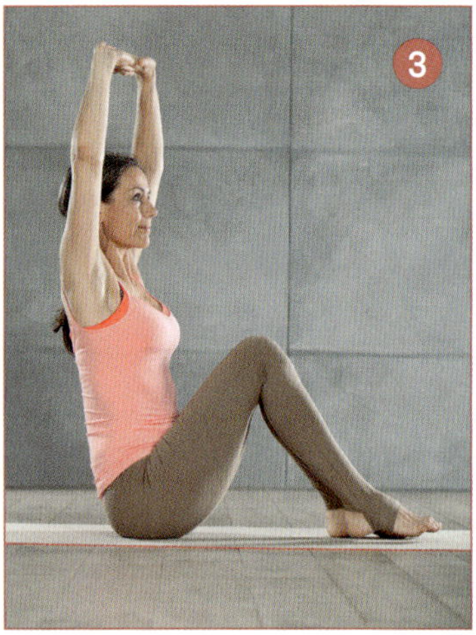

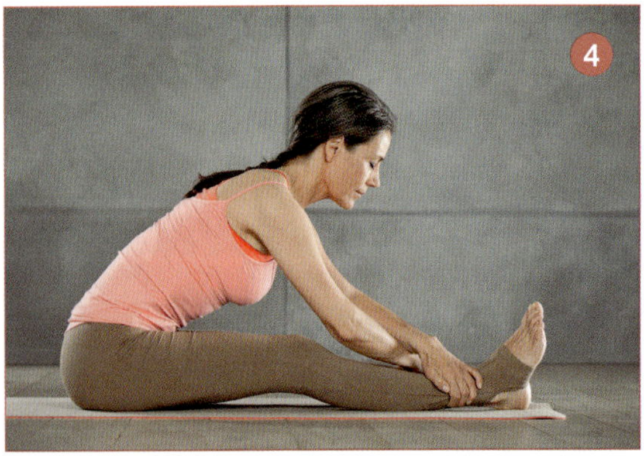

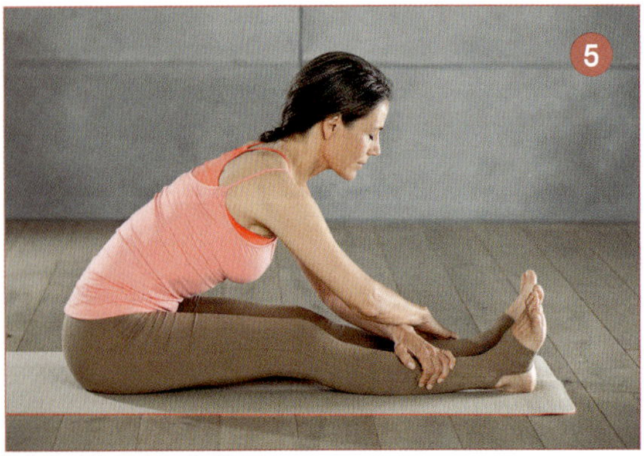

- Beine vor dem Körper anwinkeln. Fersen nah an den Körper ziehen. Umarmen Sie die Oberschenkel, die Hände unter den Kniekehlen. Ziehen Sie die Oberschenkel möglichst nah zum Torso und richten Sie den Rücken auf. Die Kniescheiben zeigen zur Decke.

- Hände lösen und verschränken. Handflächen ausdrehen und Arme auf Schulterhöhe nach vorne ausstrecken. Muskeln der Oberarme ausdrehen, Oberarmkugeln weit und offen absetzen. Denken Sie sich den goldenen Stab durch die Oberarmkugeln und setzen Sie diese an diesem Stab möglichst weit auseinander, um die Muskeln an Brustkorb und Schlüsselbeinen zu dehnen. Arme über den Kopf heben, Achtung, die Schultern bleiben tief.

• Das linke Bein federleicht anheben, dann das rechte, je 10-mal.

• Nun kombinieren Sie das Beinheben mit dem Brustwirbeldreh: Brustwirbelsäule dreht nach links, das linke Bein hebt sich ein wenig, Brustwirbelsäule dreht nach rechts, das rechte Bein hebt sich, je 10-mal.

> Es ist nicht wichtig, dass Sie das Bein hochheben können, je näher die Fersen beim Körper sind, umso weniger lässt sich das Bein heben. Es geht darum, die Kraft der Beckenmuskeln zu spüren und die Beinmuskeln zu entspannen.

• Anhalten. Die Arme immer noch über dem Kopf halten. Die rechte Ferse aufsetzen, leicht wie ein Goldei, und nach vorne gleiten lassen, bis das Bein gestreckt ist. Die linke Ferse aufsetzen, das Bein in die Streckung gleiten lassen. Die Hände lösen, den Torso aus den Hüftgelenken vorbeugen, mit gedehnter Bauchseite und offenen Leisten. Die Hände möglichst nah an den Fußknöcheln kreuzen. Ellbogen auseinanderziehen, Muskeln der Oberarme ausdrehen.

• Aus der Leiste die Oberschenkelmuskeln ausdrehen und gleichzeitig die Sitzbeinhöcker nach hinten dehnen, so stark es nur geht und bis der Unterbauch lang und glatt und gedehnt ist.

• Handstellung wechseln und wiederholen.

• Entspannen. Für die nächste Übung in die Hocke gehen.

> Sobald Sie die Arme mit entspannten Schultern zu den Fußgelenken führen können: die Knochen der Unterschenkel zart eindrehen, während Sie gleichzeitig die Oberschenkelmuskeln eindrehen.
> Das hilft gegen O-Beine, X-Beine, schwache Knöchel.

15. Steilhang mit Schikanen

• In der Hocke das Becken und den Brustkorb auseinanderdehnen. Fersen absenken und Arme nach hinten ausstrecken. Knie über die Fersen bringen, Becken von den Knien weg nach hinten ziehen. Ellbogen zeigen zur Seite, auch wenn die Arme gestreckt sind. Kronenpunkt anheben, bis der Oberkörper einen Steilhang bildet (Schräglage mit aufgespanntem Rücken). Das Handgelenk von der Daumenseite zur Kleinfingerseite eindrehen. Sitzbeinhöcker und Becken nach hinten dehnen, bis die Knie exakt über den Fersen stehen, Oberkörper aufspannen, Kopf höher bringen. Die Kniescheiben zeigen nach vorne, die Sitzbeinhöcker ziehen aktiv nach hinten. Den Schambeinunterrand auch nach hinten verlängern.

• Mit den Sitzbeinhöckern schielen: Der linke schielt nach rechts, der rechte nach links. Das Becken bleibt dabei ganz ruhig, nur der Organheber und die Kreuzbeingelenke arbeiten. 20-mal.

• Aus den Leisten die Oberschenkelmuskeln und gleichzeitig auf Achselhöhe die Oberarmmuskeln ausdrehen. 10-mal. Überkreuz, links die Oberschenkelmuskeln, rechts die Oberarmmuskeln, rechts Oberschenkel, links Oberarm, je 10-mal.

• Für Superkraft: Arme vor dem Brustkorb kreuzen und »freihändig« mit den Zehen und dem Vorgewölbe vom Boden abstoßen. 10-mal.

• Auf die Fersen kommen, die Mittelfinger nach hinten dehnen und den Torso in den Steilhang bringen.

• Die Arme auf Achselhöhlenhöhe anwinkeln. Ellbogen auseinander- und die Mittelfinger zueinanderziehen, um Zugspannung aufzubauen. Sitzbeinhöcker zuerst lang und dann zusammenziehen und halten. Aus der Brustwirbelsäule nach links und nach rechts drehen, der Kopf bleibt still, die Augen fixieren einen Punkt am Boden. Den Oberkörper mit dem Brustwirbeldreh leicht anheben und wieder senken. Anhalten.

• Hände nach vorne ausdrehen und mit den Sitzbeinhöckern kraftvoll pulsieren und gleichzeitig den Oberkörper wie einen Klappdeckel senken und heben. 10-mal.

• Zum Aufrichten die Arme wieder nach hinten ausstrecken, Mittelfinger weit nach hinten ziehen, Kronenpunkt zieht gleichzeitig in die Gegenrichtung. Mit dieser Zugspannung aufrichten.

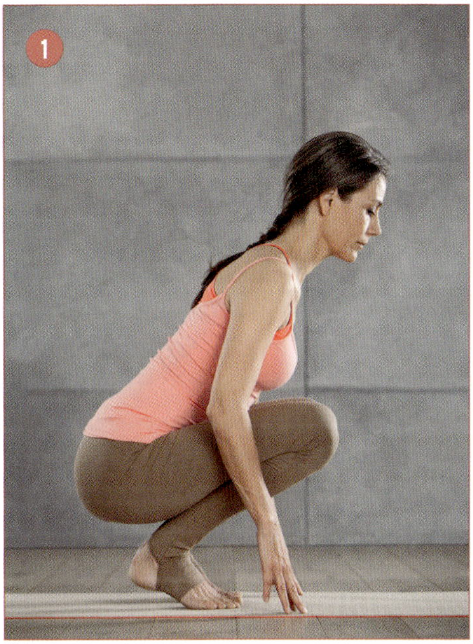
1

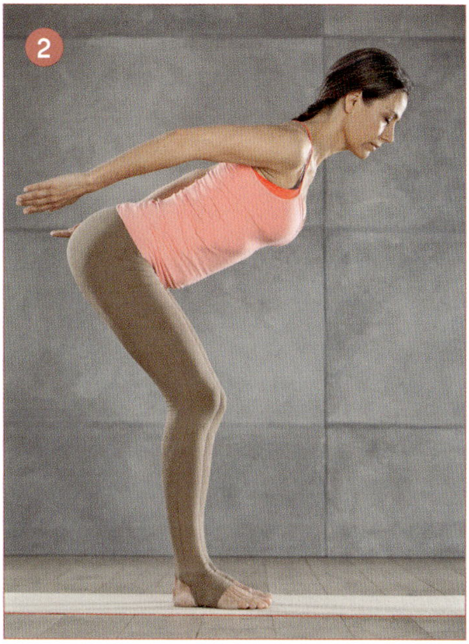
2

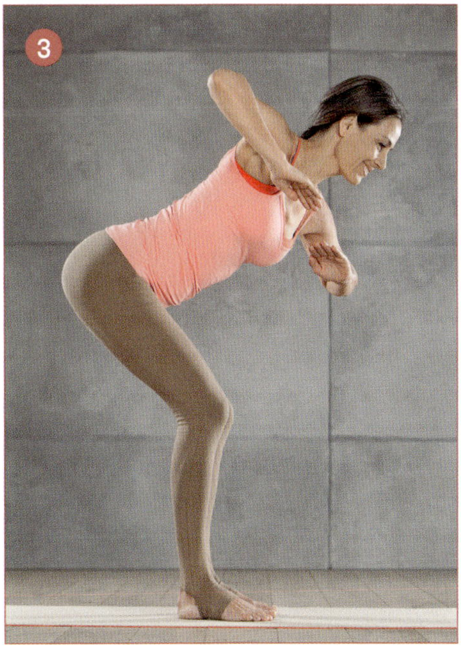
3

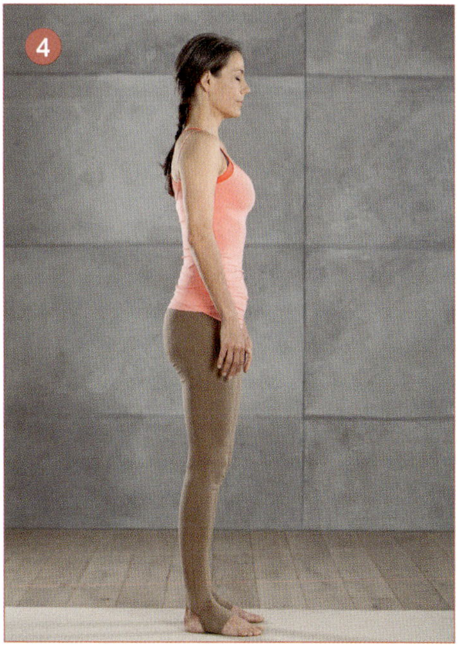
4

• Im Stand: die Unterschenkel vom Sprunggelenk weg nach oben ziehdenken, die Oberschenkel von den Unterschenkeln weg, das Becken von den Oberschenkeln weg, den Brustkorb vom Becken weg, den Kopf vom Hals weg. Die Arme hängen schwer, die Finger tropfen nach unten, die Oberarmkugeln liegen frei. Der Kronenpunkt zieht sich an einem goldenen Faden hoch.

Falls Sie die Zehen noch nicht am Boden halten können, machen Sie die Übung am Bettrand oder vor einem Stuhl, der an der Wand steht; es ist entscheidend für das Gelingen, die Knie exakt über den Fersen zu halten. Das hilft Ihnen, die perfekte vertikale Aufspannung an der Mittelachse zu finden.

16. Wandgrätsche

• Mit dem Rücken vor eine glatte Wand oder eine geschlossene Türe stellen. Die Fersen so weit von der Wand entfernt, dass die Sitzbeinhöcker dahinter schweben können und der Popo Platz hat.

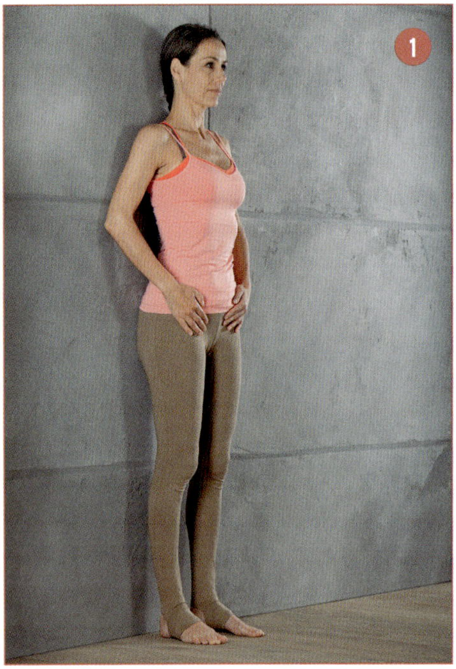

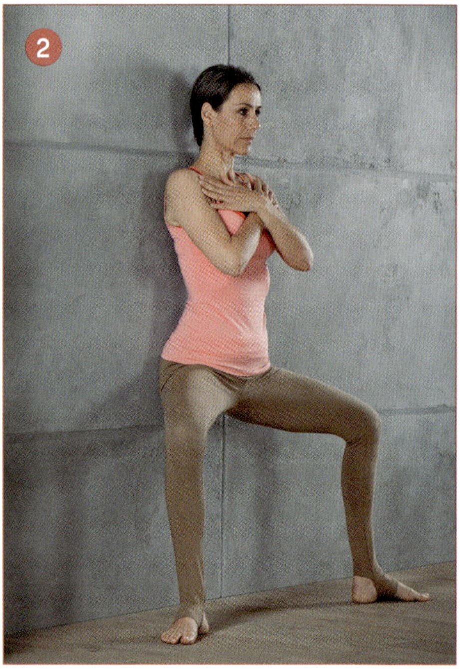

• Mit dem unteren Rücken und den Schulterblättern möglichst gleichzeitig an die Wand lehnen. Der Kopf schwebt frei (nicht anlehnen). Die Hände auf die Leisten legen. Die Oberarmknochen an der Wand lang ziehen und die Muskeln der Oberarme kraftvoll ausdrehen. Wiederholen, bis die Oberarmkugeln weit und offen an der Wand liegen.

• Vielleicht hilft der Goldstab: Goldstab durch die Oberarmkugeln ziehen und die Oberarmkugeln an diesem Stab weiter auseinanderziehen.

• Den Bauchnabel überkreuz zur rechten Beckenschaufel und zum linken Rippenbogen sowie zur linken Beckenschaufel und zum rechten Rippenbogen dehnen. 4-mal wiederholen. Stellen Sie sich jetzt vor, Sie haben einen zweiten Bauchnabel auf dem Rücken: Dehnen Sie diesen Rückennabel ebenfalls überkreuz diagonal zwischen Beckenschaufel und Rippenbogen. Je 5-mal. Nun ist Ihr Torso aufgespannt, und der Schmetterling hat immer noch seine Höhle.

• Aus den Leisten die Oberschenkelmuskeln ausdrehen. 10-mal.

• Die Beine grätschen, etwas tiefer in die Knie und die Knie exakt über den Fersen ausrichten, die Hände auf Achselhöhe vor der Brust locker kreuzen. Innenseiten der Knie verlängern, gleichzeitig die Sitzbeinhöcker nach hinten dehnen.

• Mit Großzehengrundgelenk und Fersenmitte gleichzeitig sanft die Wölkchen einsaugen, 10-mal. Und abwechselnd links und rechts, wieder 10-mal. Mit den Füßen V im V machen, also die Linie Großzeh–Ferse näherbringen zur Linie Kleinzeh–Ferse, 10-mal.

• Wenn Sie ermüden, können Sie den Körper nach rechts verschieben und das linke Bein dehnen, nach links wechseln, das rechte Bein dehnen. Position wieder einnehmen und überkreuz aus der Leiste die Oberschenkelmuskeln, aus der Achselhöhe die Oberarmmuskeln ausdrehen, insgesamt je 10-mal.

• Zu den Seiten dehnen und kurz entspannen.

17. Wand-Pliés hüftschmal

- Füße eine knappe Schrittlänge weg von der Wand, hüftschmal und im V ausgerichtet. Rücken an Becken und Schulterblätter an der Wand, Achtung, der Schmetterling lebt! Die Knie exakt über den Fersen ausrichten.

- Hände verschränken, nach vorne strecken und Handinnenflächen ausdrehen. Oberarmkugeln weit machen und in Richtung Wand ausdrehen. Arme über den Kopf, aus der Achselhöhle ausdrehen. Brustkorb wegziehen vom Becken, der Torso ist lang, die Taille schmal.

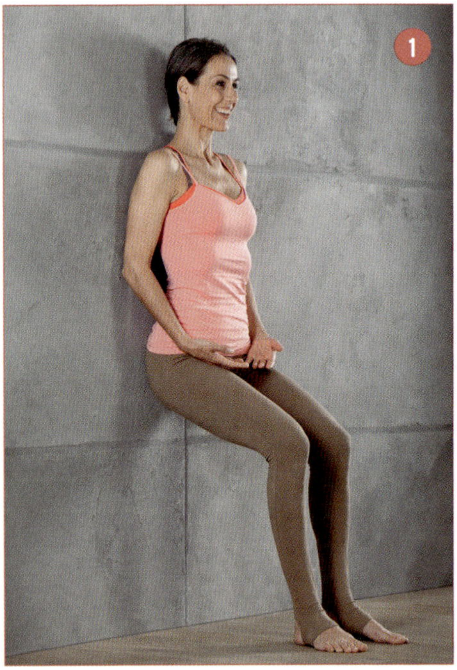

- Aus der Leiste die Oberschenkelmuskeln ausdrehen, 10-mal. Mit dem rechten Sitzbeinhöcker nach unten links schielen, mit dem linken Sitzbeinhöcker nach unten rechts schielen. Achtung, nur die Kreuzbeingelenke bewegen sich. Weitermachen, bis die kleine Bewegung in eine harmonische, kreisartige Rotation der Beckenhälften übergeht.

- An der Wand hochschieben und die Fersen wieder knapp vor der Wand aufrichten.

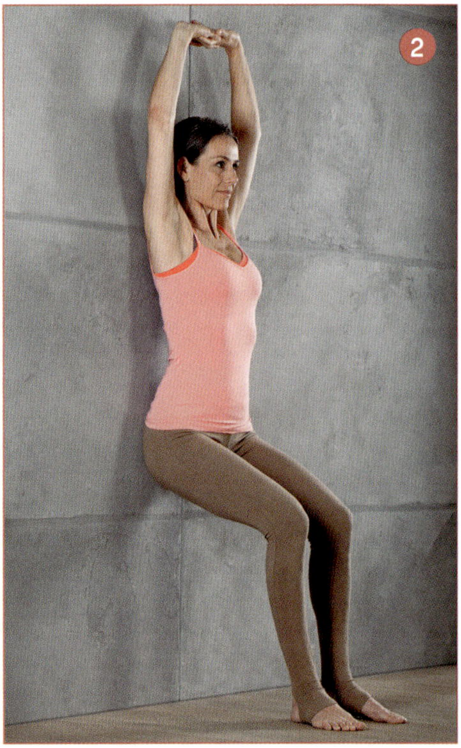

Arbeiten Sie ausschließlich aus dem Organheber heraus, so sind alle Beinmuskeln gleichmäßig an dieser Bewegung beteiligt, und die Position ist nicht anstrengend. Springen die vorderen Oberschenkelmuskeln an, sofort aufhören und beim nächsten Mal wieder versuchen.

18. Aufrecht mit Schielepuls

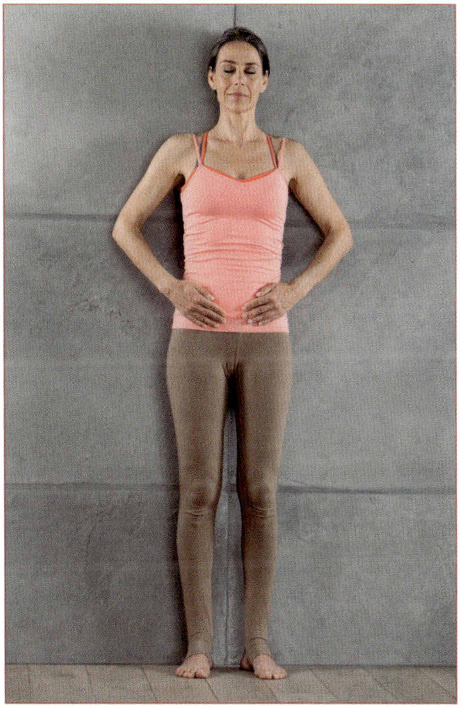

• Die Pobacken und die Schulterblätter berühren die Wand. Den Kronenpunkt nach oben dehnen. Alles vom Boden weg nach oben denken: Unterschenkel, Oberschenkel, Becken, Brustkorb, der Kopf steht frei (nicht anlehnen). Durch diese Aufspannung die seitlichen Rückenmuskeln mehr und mehr an die Wand bringen, nur die Muskeln, nicht die Wirbel, der Schmetterling hat einen Balkon hinter dem Bauchnabel. Die Wirbelsäule wird länger und leichter.

• Die Hände auf die Leisten legen und die Ellbogen zu den Seiten dehnen. Die Oberarmmuskeln ausdrehen, bis die Oberarmkugeln die Wand berühren.

• Aus den Leisten die Oberschenkelmuskeln ausdrehen, auf Achselhöhe die Oberarmmuskeln ausdrehen, 10-mal gleichzeitig, 10-mal abwechselnd überkreuz, Oberschenkel links, Oberarm rechts und umgekehrt.

• Mit den Sitzbeinhöckern schielen, die Beckenhälften isoliert bewegen, links, rechts, links, rechts, je 10-mal. In klitzekleine Rückwärtskreise übergehen: links, rechts, links, rechts, 20-mal. Von der Wand lösen, entspannen und die köstlichen vertikalen Beckenrotationen mitnehmen in diesen Tag – und ab jetzt in jeden Tag!

7 min

Tigerfeeling für jeden Tag

Kurzprogramme

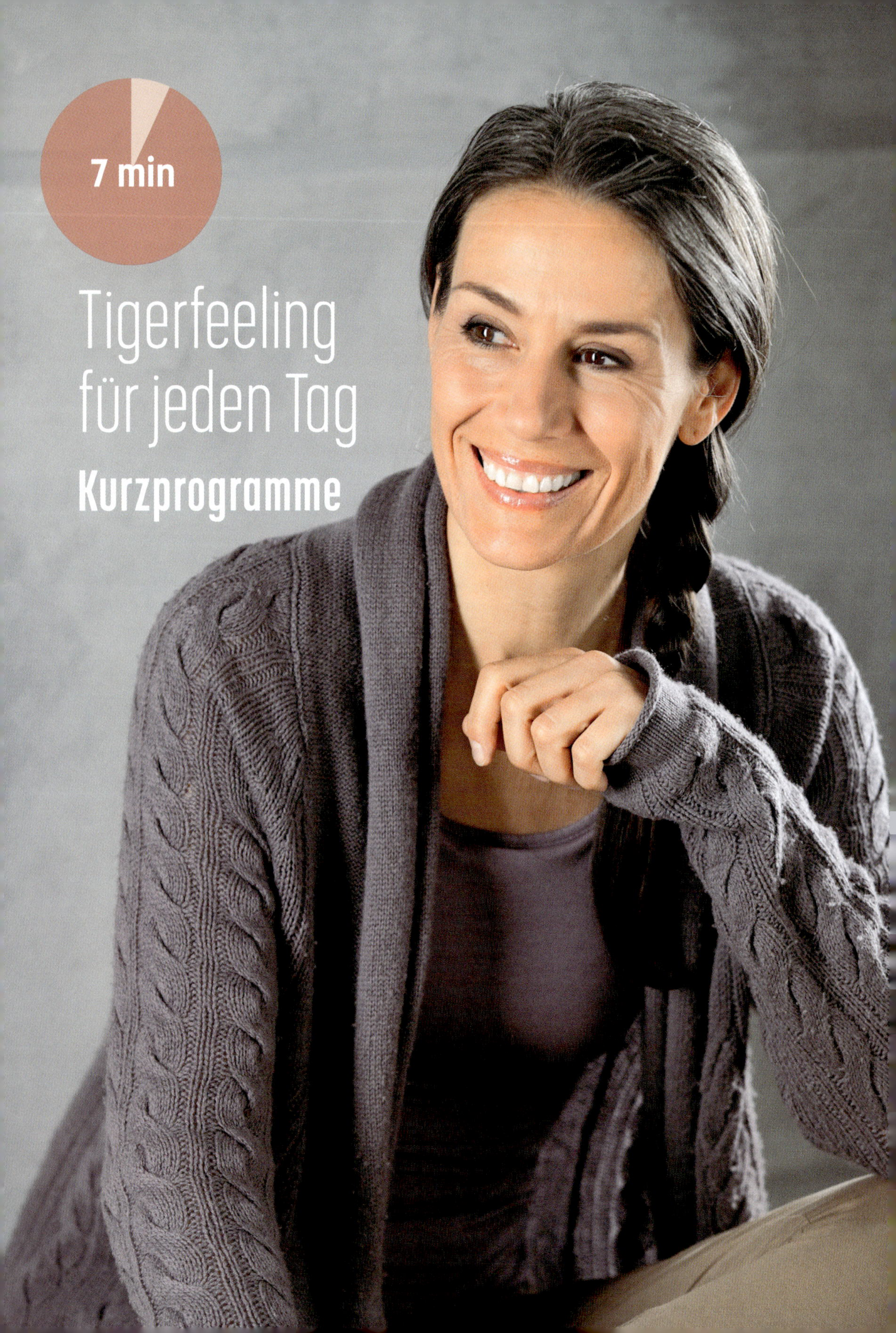

Je häufiger Sie den Organheber im Alltag aktivieren und sinnvoll einsetzen, umso stärker und reaktionsschneller wird er. Früher oder später macht er dann von selbst jede Ihrer Bewegungen mit – wie in Ihren Kinderjahren. Bis es so weit ist, müssen Sie üben. Die folgenden vier Miniprogramme zu je sieben Minuten demonstrieren, wie Sie die Aktivierung Ihres Beckenbodens nachhaltig in Ihren Alltag einbauen.

1. Ausrichten

- Am Rand des Stuhles oder Hockers auf den Sitzbeinhöckern ausrichten. Die Füße in hauchzarter V-Stellung, die Fersen und die Knie stehen hüftschmal. Das Steißbein und das Schambein lotrecht ausrichten und auf der Unterlage schweben lassen. Hände verschränken. Die Ellbogen kraftvoll auseinanderziehen und die Muskeln der Oberarme auf Achselhöhe ausdrehen. Den Brustkorb wegziehen vom Becken, den Kronenpunkt hoch zum Himmel.

- Den Bauchnabel zur Aufspannung nutzen: zum Brustbein hochpulsieren, um den Pyramidalis zu aktivieren. 12-mal.

- Aus den Leisten die Oberschenkelmuskeln ausdrehen. Großzehengrundgelenk und Fersenmitte in den Boden stupsen und so mit der innersten Beckenbodenschicht pulsieren. 30-mal.

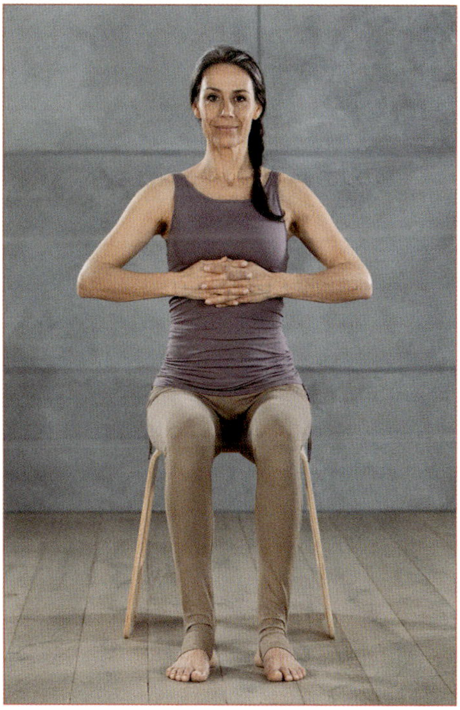

2. Sitzlauf

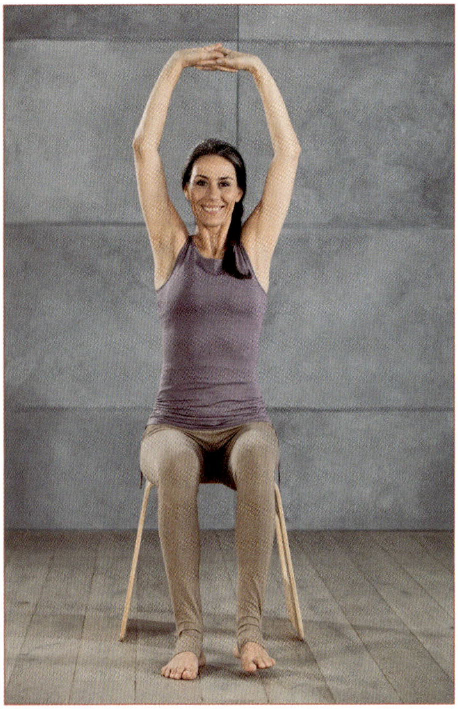

- Arme nach vorne ausstrecken, Handinnenseiten ausdrehen, Oberarmkugeln nach außen unten setzen, die Muskeln der Oberarme ausdrehen. Arme über den Kopf ziehen, die Ellbogen schauen zur Seite. Aus der Brustwirbelsäule nach rechts drehen, den rechten Sitzbeinhöcker anziehen, nach links drehen, den linken Sitzbeinhöcker anziehen. Je 20-mal.

- Die Beine ein Gramm leicht machen und abwechselnd links, rechts federleicht abheben und wieder aufsetzen. 20-mal.

- Position halten.

3. Hüftdehnung

- Das rechte Bein als Stabilisierbein einrichten: Die Zehen nach vorne denken, die Ferse nach hinten, den Unterschenkel lang und vom Boden weg ausrichten, den Oberschenkel lang ziehen, Richtung Sitzbeinhöcker. Die Kniescheibe nach vorne dehnen, den Sitzbeinhöcker nach hinten. Genau so bleiben.

- Das linke Bein ultraleicht anheben, stellen Sie sich vor, Sie heben die leeren Knochen. Höher. Höher. Das Becken bleibt lang, der Torso aufgespannt, das Bein heben, nur das, nicht den Rücken krumm machen. Doch, Sie können das. Noch höher, auf den Sitzbeinhöckern bleiben, sonnenwarmes Olivenöl in die linke Hüftgelenkpfanne, ausdrehen, bis der linke Fuß fast von selbst auf dem rechten Oberschenkel landet. Hände lösen, Unterschenkel zart eindrehen, Oberkörper gerade vorbeugen, eine satte Dehnung suchen. Mit der linken Ferseninnenseite zum rechten Ohr pulsieren. Schambeinunterrand hinter den Rücken ziehen. Auf 40 zählen. Lösen, Seite wechseln.

- Hände verschränken, Arme hoch. Links die Zehen vor, die Ferse zurück, Kniescheibe vor, Sitzbeinhöcker zurück. Rechts leere Beinknochen heben, heben, Rücken bleibt lang, Bauch auch, ziehen Sie den Bauchnabel gleichzeitig zum Schambein und zum Kinn. Höher. Sonnenwarmes Olivenöl ins Gelenk, geschmeidig den Oberschenkel ausdrehen, der rechte Fuß landet auf dem linken Schenkel. Hände lösen, Unterschenkel eindrehen, Oberkörper vorbeugen, rechte Ferse hochziehen, Kniescheibe lang machen. Genüsslich dehnen, dabei auf 40 zählen.

- Lösen. Position halten.

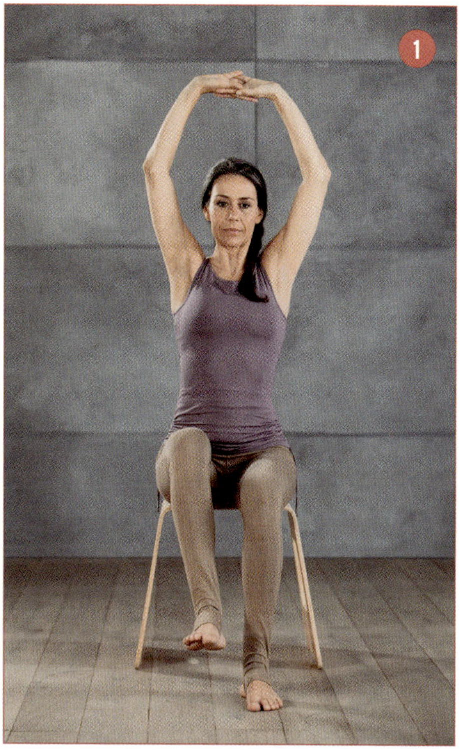

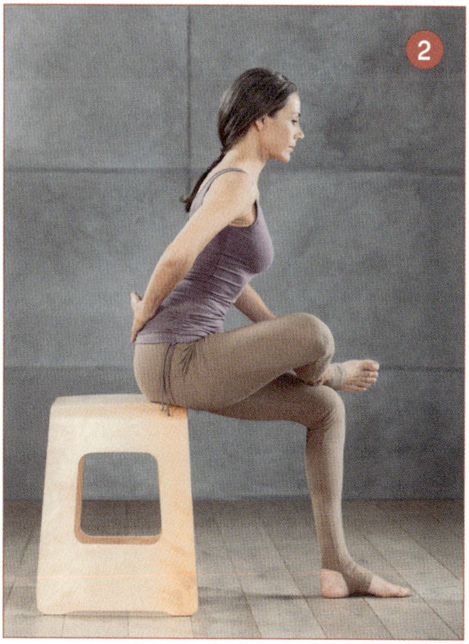

4. Fersensauger

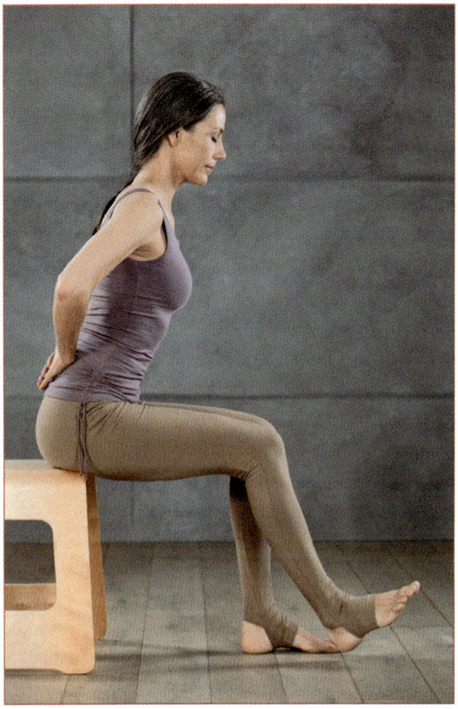

• Die Arme seitlich ausstrecken, die Handgelenke entspannen. An den Mittelfingern ziehen, bis sich die Oberarmkugeln aus dem Schulterdach lösen. Rechts die Oberarmmuskeln ausdrehen, den Arm beugen, die Hand mit entspanntem Handgelenk auf den Rücken legen.

• Den linken Arm ausstrecken, lang machen, die Oberarmmuskeln ausdrehen, die Hand butterweich auf den Rücken legen. Die Ellbogen zu den Seiten dehnen. Mit den Armen flattern, wie spielende Kinder, und so alle Armgelenke entspannen.

• Den rechten Fuß auf der Ferse aufsetzen, Oberkörper aufgespannt vorbeugen. Aus den Leisten die Oberschenkelmuskeln ausdrehen. Unter der rechten Ferse eine kleine Wolke installieren und diese Wolke einsaugen. Den Impuls am Sitzbeinhöcker aufnehmen, aktiv pulsieren. 20-mal. Achtung, nicht nach links ausweichen, das linke Bein ist so leicht, dass Sie es mühelos anheben könnten.

• Seite wechseln, auf die linke Ferse, Zehen entspannt zur Decke. Mit der Ferse in den Boden stupsen, 20-mal. Aufrichten.

5. Sitzlauf mit Brustwirbeldreh

- Richten Sie sich den Hocker so ein, dass Sie mühelos den unteren Rücken aufrichten und aufgerichtet halten können. Für die ersten Versuche bedeutet das: Die Hüftpfannen stehen höher als die Kniekehlen. Je vertrauter Sie mit CANTIENICA® Körper in Evolution werden, umso unabhängiger werden Sie von den Umständen und Möbeln.

- Die Arme seitlich anwinkeln, wie beim Gehen. Die Oberarmknochen hängen lassen, die Muskeln ausdrehen, den Daumen gerade nach vorne ausrichten.

- Den rechten Sitzbeinhöcker aktivieren, den linken, rechts, links, rechts, die Brustwirbelsäule geht von selbst in eine hauchzarte Gegenrotation, zulassen, Sie machen das wunderbar.

- Weitermachen, bis die Beckenhälften geschmeidig am Kreuzbeingelenk entlanggleiten und einen Halbkreis rückwärts zeichnen. Weitermachen. Irgendwann werden sich die Beine von selbst anheben, links, rechts überkreuz zu den Oberarmkugeln, dann wissen Sie, Ihr Beckenboden ist jetzt alltagstauglich, er wird Sie auf Schritt und Tritt begleiten.

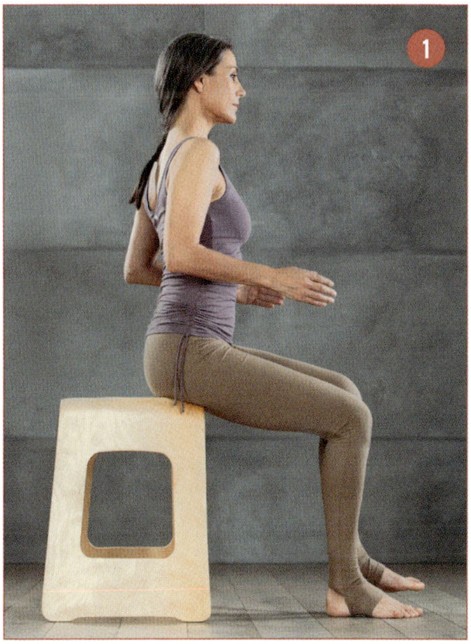

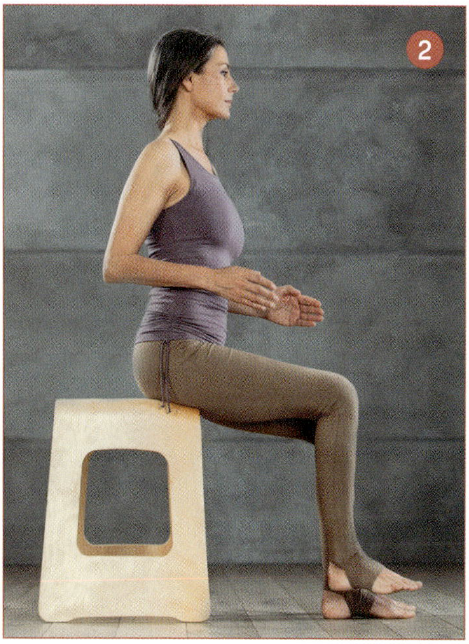

6. Ausrichten und aufspannen

• Rückenlage, die Beine angewinkelt, die Fersen und die Knie hüftschmal. Beine und Füße zusammenbringen. Die Großzehen nach vorne entspannen, die Achillessehne nach hinten, Richtung Sitzbeinhöcker. Mit den Handseiten die Leisten lang dehnen, Richtung Fersen, und so die Lendenwirbel zum Schweben bringen. Kreuzbein in den Körper holen, mit allen anderen Wirbeln zum Kronenpunkt lenken. Jetzt, ein kleines Schrittchen mit den Zehen, ein Schrittchen mit den Fersen, ein Schrittchen mit den Zehen machen, jetzt ist das zarte Liege-V der Füße perfekt. Ihre Faust passt zwischen die Knie und zwischen die Fersen.

Selbsttest: Die Wolken unter den Fersen einsaugen. Ergibt das eine eindeutige Kettenreaktion bis ins Becken, so stimmt die Position.

• Das linke Schulterblatt und das rechte Becken in die Unterlage entspannen. Das rechte Schulterblatt und das linke Becken. Je 3-mal.

• Die Hände verschränken, die Arme zur Decke, die Achselhöhlen am Unterrand ausrichten und leicht nach vorne oben drehen. Die rechte Oberarmkugel ins Polster entspannen, die linke. Die Arme neben den Kopf senken, Oberarme entspannen. Das Becken in Richtung Fersen dehnen, den Brustkorb Richtung Kopf ziehen. Achtung, die Schultern ziehen nicht mit, der Rumpf kann das allein.

• Den Bauchnabel zur rechten Beckenschaufel und zum linken Rippenbogen dehnen. Zur linken Beckenschaufel und zum rechten Rippenbogen. Je 10-mal. Position halten.

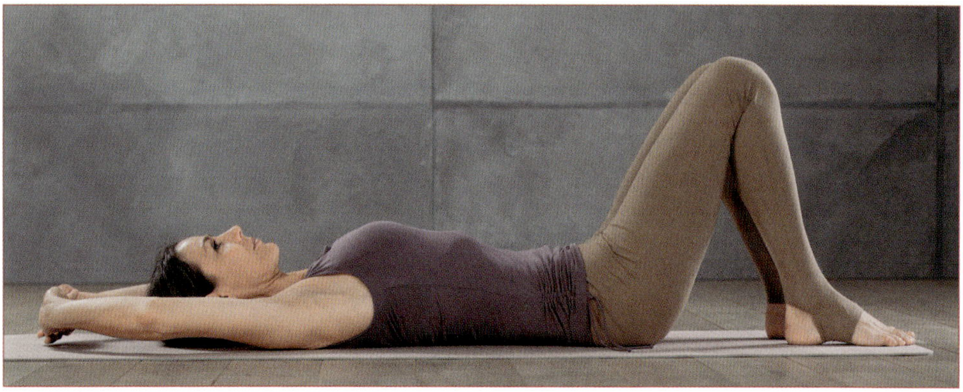

7. Schielende Sitzbeinhöcker

- Hände unter den Kopf. Kopf entspannt abgeben. Kinn steht im rechten Winkel zum Hals. Mit dem rechten Sitzbeinhöcker zur linken Ferse schielen, mit dem linken Sitzbeinhöcker zur rechten Ferse. Je 20-mal, je weicher die Unterlage, umso schneller werden daraus Beckenhalbrotationen.

- Anhalten. In der Vorstellung die linke Kniescheibe vom Bein lösen und zur Decke ziehen, gleichzeitig den rechten Ellbogen vom Arm wegdehnen, nach rechts. Das rechte Knie und den linken Ellbogen auseinander ziehdenken. Je 10-mal. Und ja, es ist eine Bauchübung.

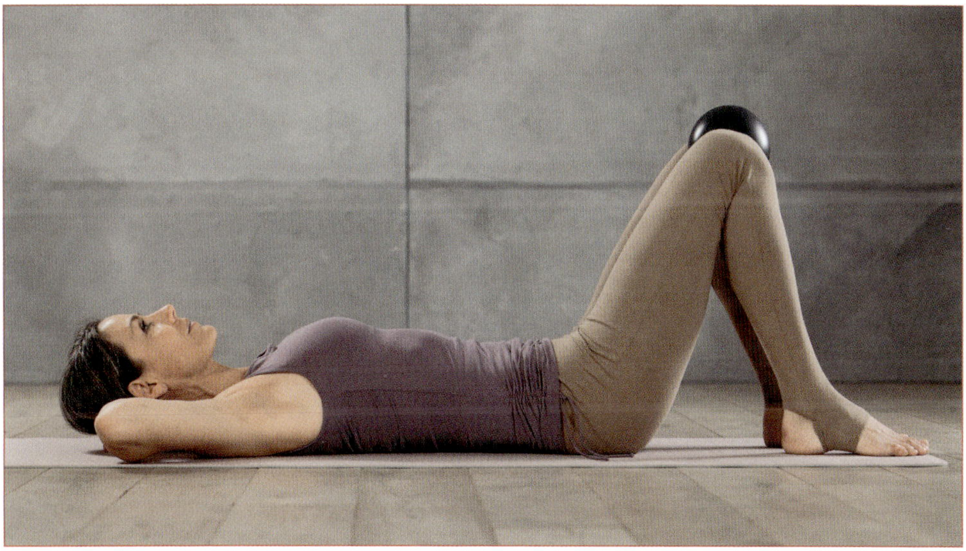

8. Beine federleicht

- Die Hände lösen und an die Beckenschaufeln legen. Folgen Sie den Knochen, so zeichnen die Handaußenseiten ein perfektes V. Schieben Sie die Beckenschaufeln oben so weit auseinander, wie es geht, während Sie gleichzeitig die Sitzbeinhöcker zusammenziehen. Jetzt das linke Bein ein Gramm leicht anheben, absetzen, das rechte Bein ein Gramm leicht anheben, absetzen. Je 30-mal.

- Bleibt das linke Becken ruhig, wenn sich das rechte Bein hebt, machen Sie es perfekt. Verlagert sich das Gewicht noch, so braucht es mehr Zug an der Beckenschaufel: rechtes Bein heben, die linke Beckenschaufel oben auseinanderziehen. Linkes Bein heben, an der rechten Schaufel ziehen.

- Die Übung behebt schnell und nachhaltig Beckenschiefstand.

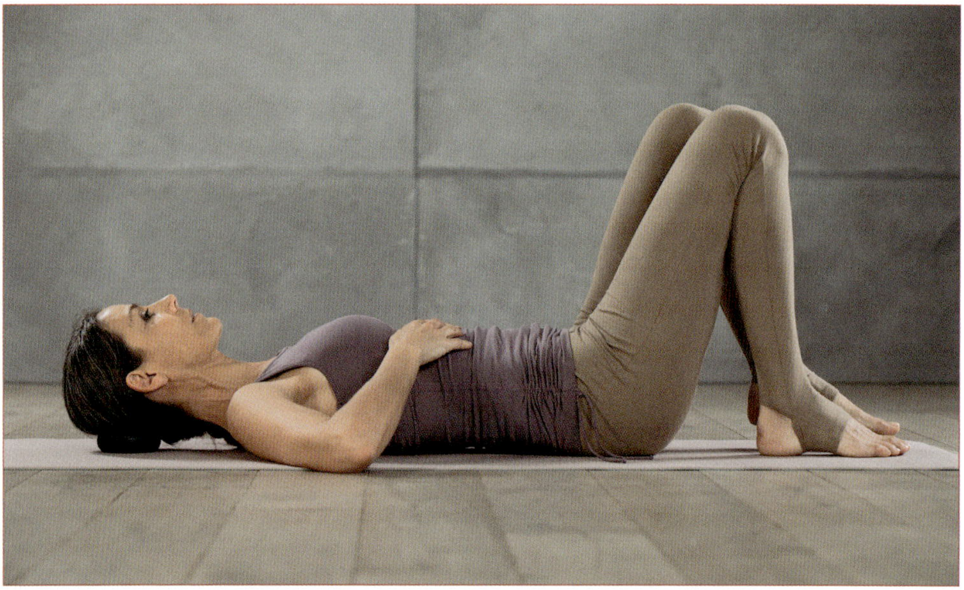

9. Bein in die Luft

- Hände über den Rippen verschränken. Rippen zu den Seiten dehnen und gleichzeitig die Schlüsselbeine weit machen. Muskeln der Oberarme ausdrehen, Ellbogen zur Seite ziehen lassen. Oberarmknochen auf ganzer Länge in die Unterlage stupsen. Das linke Knie zum Körper ziehen, wenn nötig, unter der Kniekehle den Oberschenkel umfassen, lieber frei schweben lassen. Der Sitzbeinhöcker bleibt auf der Unterlage.

- Das rechte Bein auf die Ferse setzen und auf der Unterlage vorschieben, bis es fast ausgestreckt ist, zwischen Unterlage und Kniekehle sind noch circa zehn Zentimeter Abstand. Auf der Ferse ausrichten, den Fuß in leichte V-Stellung bringen und mit der Ferse die kleine vorgestellte Wolke einsaugen, 20-mal.

- Das Bein federleicht anheben und in der Luft mit dem rechten Sitzbeinhöcker pulsieren. 20-mal. Absetzen. Seite wechseln, das rechte Bein zur Brust ziehen, das linke Bein auf der Ferse vorschieben, die Fersenwolke einsaugen, 20-mal. Bein federleicht anheben, in der Luft zwischen Ferse und Sitzbeinhöcker pulsieren, 20-mal.

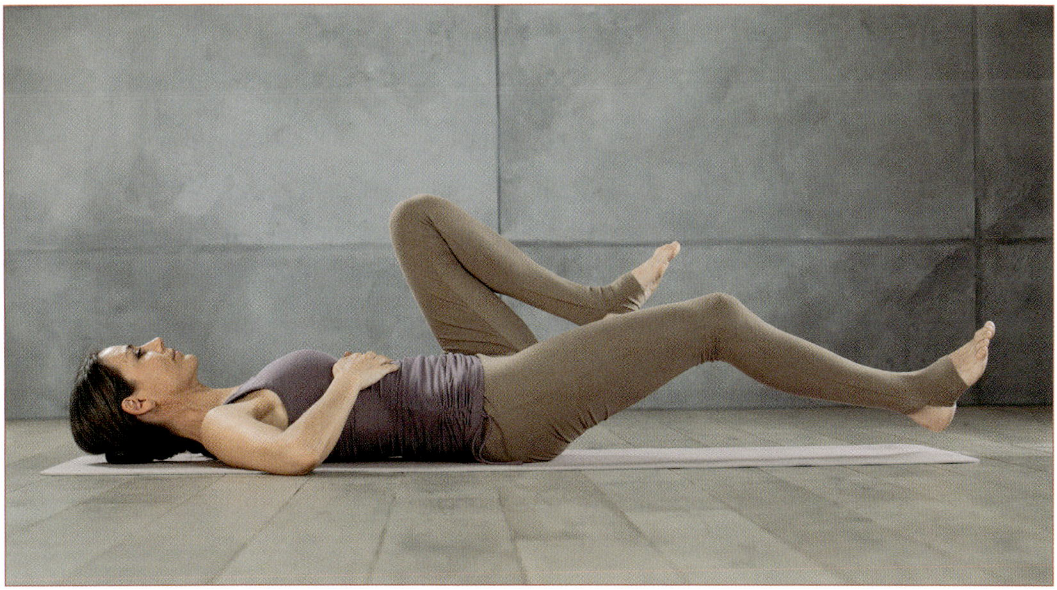

10. Wandstand

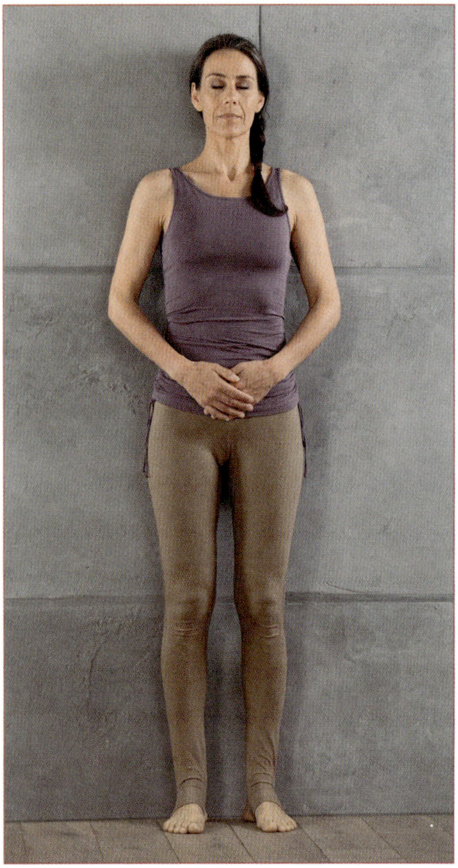

• Vor eine Wand stellen. Den unteren Rücken und die Schulterblätter möglichst gleichzeitig an die Wand bringen. Die Fersen sind so weit weg, dass die Sitzbeinhöcker hinter ihnen schweben können. Füße in zarter V-Stellung, die Fersen etwas näher als die Zehen.

• Alle Zehen nach vorne, die Fersen nach hinten denken. Unterschenkel wegdenken von den Fußgelenken. Oberschenkel wegdenken von den Unterschenkeln. Becken weg von den Oberschenkeln, Schambein und Steißbein lotrecht nach unten ausrichten und gleichzeitig von den Beinen wegziehen. Brustkorb vom Becken weg, Arme hängen entspannt, die Oberarmkugeln sind entspannt, das Schulterdach steht tief und leicht. Lippen leicht geöffnet, Zungenwurzel aufgerichtet, Kronenpunkt am goldenen Faden aufhängen.

• Ellbogen zur Seite ziehen, die Oberarmkugeln und die Schulterblätter weit und offen an der Wand zu den Seiten dehnen und erweitern.

• Zwischen den Schlüsselbeinen einatmen, den Atem durch die Schlüsselbeine lenken und unendlich weit zu den Seiten ausatmen. 20-mal.

11. Bauchnabeltanz

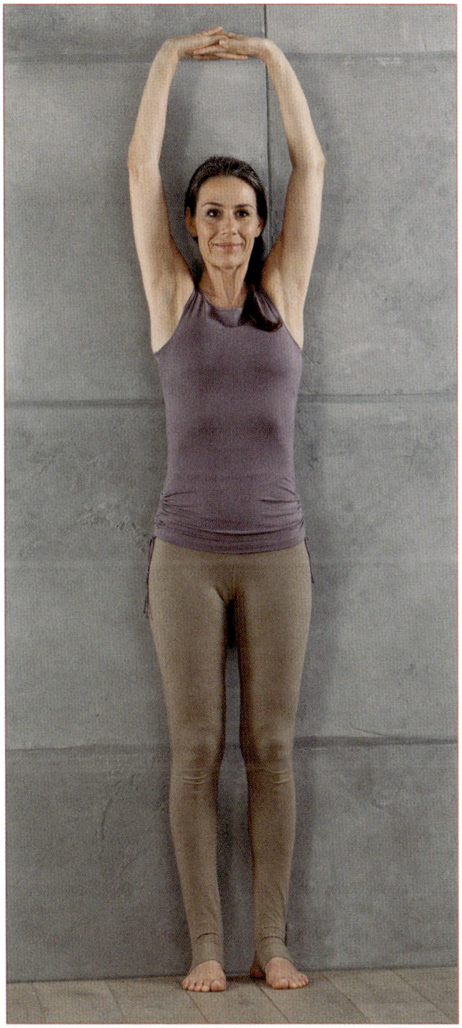

• Die Hände verschränken, ausdrehen, die Arme auf Schulterhöhe nach vorne ausstrecken. Die Oberarmkugeln weit machen und an der Wand behalten. Die Arme über den Kopf, Achtung, Kopf steht frei, lehnt nicht an die Wand. Den Bauchnabel zur linken Beckenschaufel und zum rechten Rippenbogen dehnen. Zur rechten Beckenschaufel und zum linken Rippenbogen. Je 5-mal.

• Den Bauchnabel zum linken Sitzbeinhöcker und zur rechten Schulter dehnen. Umgekehrt, nach rechts unten und links oben. Je 5-mal. Immer abwechselnd, links-rechts, rechts-links.

• Den Bauchnabel zur linken Ferse und zum rechten Handgelenk dehnen. Umgekehrt. Je 5-mal. Zum Abschluss den Bauchnabel gleichzeitig gerade nach unten zwischen die Füße und nach oben zum Kinn verlängern.

• Die Hände lösen. Sie haben jetzt die Mittelachse aktiviert, Ihr Körper trägt sich an der vertikalen Aufspannung. Gewöhnen Sie sich an die Leichtigkeit. Und machen Sie diese Übung im Alltag immer mal wieder zwischendurch und lassen Sie sich überraschen, wie schnell Sie zwei bis drei Zentimeter Länge aus den befreiten Gelenken holen.

12. Freiheit für die Schultergelenke

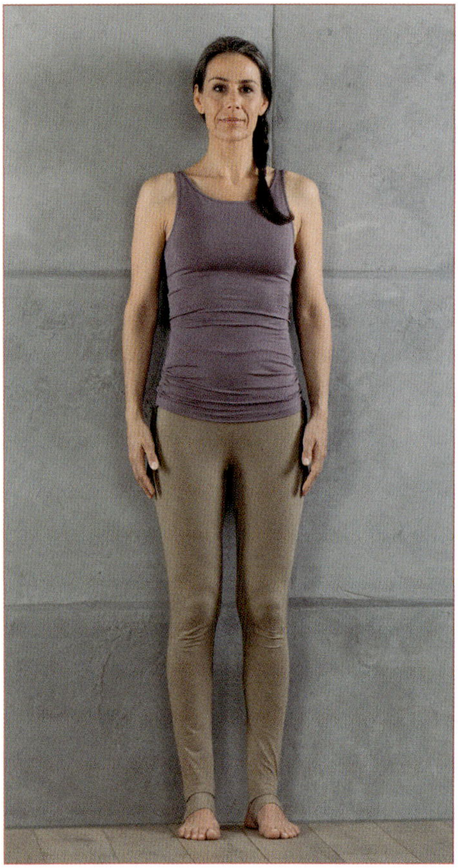

• Immer noch aufgespannt an der Wand. Die Arme seitlich hängen lassen, die Schulterblätter wie Schiebetüren seitlich öffnen und an der Wand lassen. Der Kronenpunkt zieht zur Decke. In den Oberarmkugeln fließt warmer Honig, der Honig fließt durch den Oberarm, zieht die Knochen lang, der Honig fließt durch die Ellbogen, durch die Unterarme, durch das Handgelenk, durch den Handteller, fließt durch alle Finger, zieht sie unendlich lang. Der warme Honig tropft aus den Fingern.

• Die Oberarmmuskeln mitsamt Achselhöhe ausdrehen, die Oberschenkelmuskeln aus der Leiste ausdrehen, 3-mal gleichzeitig, 5-mal überkreuz, rechts Leiste, links Oberarm.

• Jetzt mit den Sitzbeinhöckern schielen, der rechte schielt zur linken Ferse und umgekehrt. Geben Sie warmen Honig in die Kreuzbeingelenke und lassen Sie die Sitzbeinhöcker abwechselnd nach hinten unten fließen, links, rechts, links, rechts.

• Achtung: Die Beine stehen still, sie machen nichts. Auch der Rücken ist vollkommen still, nur die zwei Becken(hälften) kosten ihre Beweglichkeit aus.

13. Und loslaufen!

- Die Arme seitlich anwinkeln, mit den Sitzbeinhöckern weiter rotieren. Einen Tropfen warmen Honig unter Großzehengrundgelenk und die Fersenmitte geben. So tun, als wollten Sie die Füße von diesen beiden Honigtropfen wegziehen. Gewöhnen Sie sich an der Wand stehend an diese »Vom-Boden-weg-Bewegung«, bis sie sich vertraut anfühlt, und dann gehen Sie so von der Wand weg – vom Boden weg, vom Boden weg, immer vom Boden weg …

- Ab jetzt ist die Schwerkraft Ihre beste Freundin, die Sie trägt und lang macht …

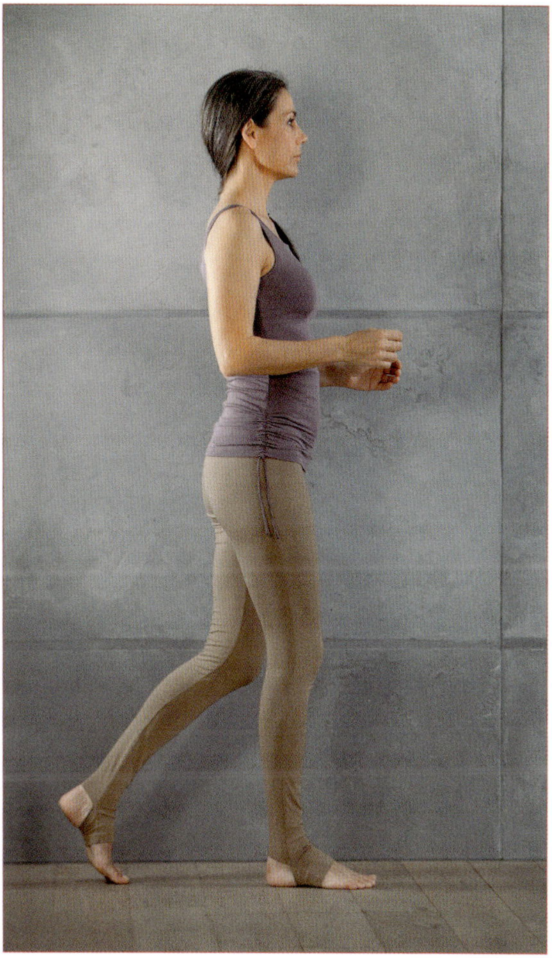

Abspann

Ich habe alle Übungen in diesem Buch sorgfältig ausgewählt und so exakt beschrieben, dass eigentlich nichts schiefgehen kann. Aus Erfahrung weiß ich jedoch: Alles kann missverstanden und falsch interpretiert werden. Wenn Sie auf einen »blinden Körperfleck« treffen und mit einer Übung nicht zurechtkommen, so gehen Sie einfach zur nächsten über. Manchmal entfalten sich die Wunder dieser Körperarbeit und einzelner Übungen erst nach und nach. Erfahren Sie keine Linderung Ihrer Beschwerden, so empfehle ich die Konsultation eines CANTIENICA®-Lizenzpartners, um herauszufinden, was schiefläuft. Jeder Mensch hat blinde Körperflecken, Fehlhaltungen, die er oder sie nicht wahrnimmt, weil sie so zur Gewohnheit geworden sind. Die häufigsten Fehlhaltungen stecken im Becken, im Brustkorb, am Kopf. Eine ausgebildete Fachperson kann Sie in die optimale Haltung coachen, Ihnen zu sehen und zu spüren geben, wie die optimale Position aussieht und sich anfühlt.

In ein Buch kann ich »nur« relativ einfache Übungen packen. Ich schreibe »relativ«, weil ich weiß, dass ich viel Bereitschaft zur Selbstwahrnehmung und Disziplin von Ihnen erwarte. Die ausgebildeten CANTIENICA®-Lizenzpartner*innen haben ein Vielfaches an Übungen zur Verfügung, ein Fundus, aus dem sie Ihnen für Ihren einmaligen Körper und seine einmaligen Bedürfnisse das richtige Programm maßschneidern können. Die Adressen unserer qualitätsgesicherten Anbieter*innen finden Sie auf der Homepage cantienica.com unter »Anbieter«.

Die Übungen sind so sanft und sicher, dass sie auch von schwangeren Frauen durchgeführt werden können. Wenn Sie sich vor der Schwangerschaft schon mit der CANTIENICA®-Methode beschäftigt haben, können Sie also nahtlos weitermachen. Sind Sie schon schwanger und begegnen der filigranen CANTIENICA®-Methode zum ersten Mal, so konsultieren Sie bitte Ihre Hebamme oder Ihre Gynäkologin. Fangen Sie mit einem Training auf eigene Faust möglichst erst nach der zwölften Schwangerschaftswoche an, wenn Sie sicher sind, dass sich der Fötus eingenistet hat. Viele CANTIENICA®-Anbieter*innen sind Hebammen oder Physiotherapeut*innen und bieten Kurse für die Schwangerschaft, die Geburtsvorbereitung, für das Wochenbett und die Rückbildung an, siehe Anbieter auf https://cantienica.com/studiofinder/.

Unter https://cantienica.com/blog/ und https://cantienica.com/forum/ können Sie nachlesen, welche Erfahrungen andere Menschen mit CANTIENICA® Körper in Evolution machen. Falls Sie keinen Anbieter, keine Anbieterin in Ihrer Nähe finden, so beantworte ich im Forum – und nur dort – kostenlos Ihre Fragen zu diesem Buch und zu diesen Übungen. Geben Sie bei konkreten Fragen zu Übungen den Buch- und Übungstitel an.

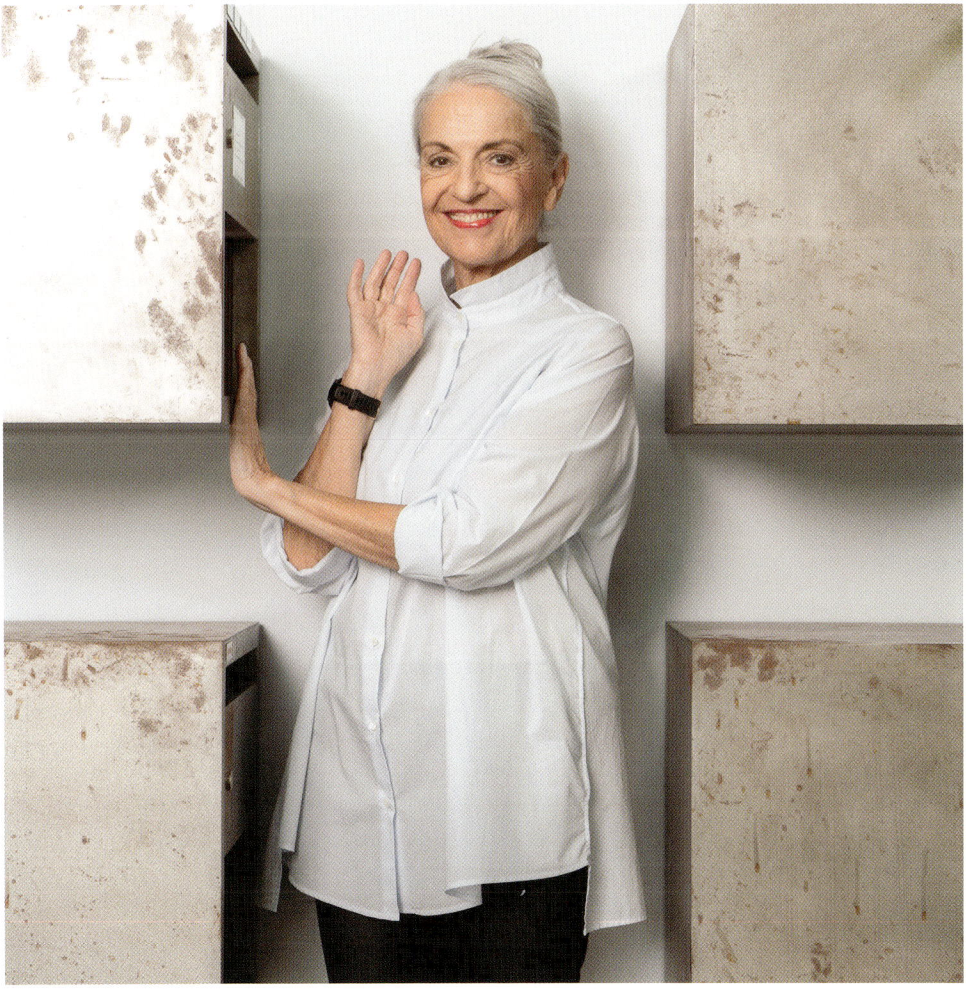

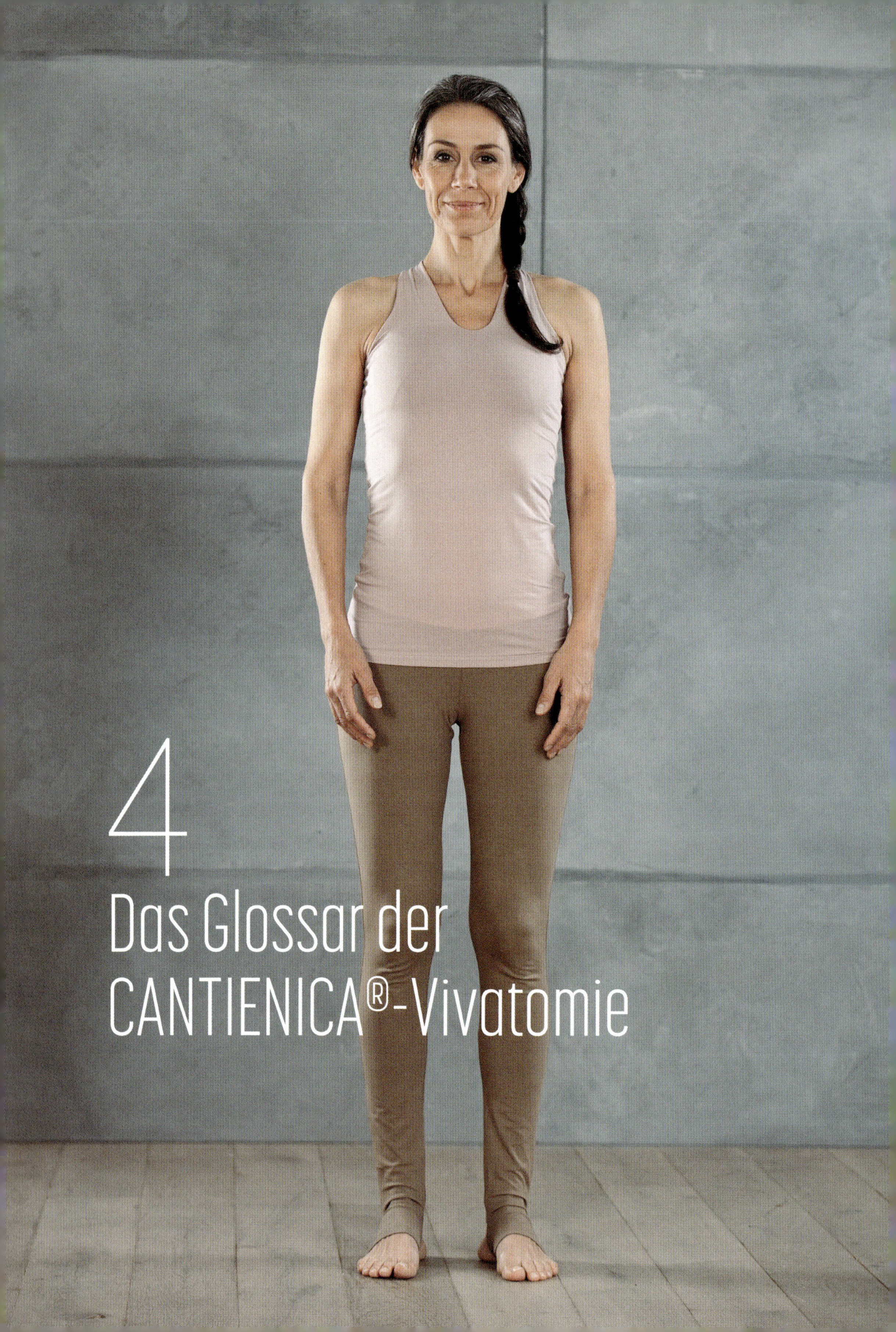

4 Das Glossar der CANTIENICA®-Vivatomie

CANTIENICA® – Methode für Körperform & Haltung ist ein erfahrungsanatomisches Trainingskonzept. Es wurde von Benita Cantieni 1997 begründet und wird unentwegt weiterentwickelt. In Europa arbeiten inzwischen rund 2000 Instruktor*innen oder therapeutisch Tätige mit dem Erfolgskonzept gegen Fehlhaltungen aller Art. 450 dieser Anbieter sind lizenziert, das heißt, sie sind auf dem neuesten Stand der CANTIENICA®-Forschung und absolvieren regelmäßig Weiterbildungen, Updates und Upgrades. Die »Anleitung zur Selbstheilung« erklärt anatomischen Laien, wie ihr Körper funktioniert, was ihrem Bewegungsskelett guttut, was es krank macht. Durch das Verstehen der Abläufe entsteht eine Wahrnehmung für sich selbst, für die eigene Haltung, für die Bewegungen im Alltag. Dieses Spüren und Verstehen ermöglicht es, Schmerzen in Gelenken, Beschwerden in Sehnen, Muskeln, Faszien durch blitzschnelle, bewusste Veränderung der Haltung oder Bewegung auf der Stelle wieder zu richten, sofort wieder schmerzfrei zu werden. Wer mit der CANTIENICA®-Methode lebt, versteht Schmerzen als Sprache des Körpers, seine Art, uns zu sagen: »Gefällt mir nicht, was du da mit mir machst.« Und kann eben auf der Stelle wieder richten, was durch eine ungeschickte Bewegung oder eine saloppe Haltung in den Schmerz kam.

Das Becken

Pelvis

Das Becken ist die Mitte und das Fundament des aufrechten menschlichen Körpers, es besteht aus einem mehrteiligen knöchernen Ring und einem muskulären Boden.

Der knöcherne Beckenring wird aus drei Knochen gebildet: 1. den beiden Hüftbeinen oder Beckenschaufeln. Sie bestehen ihrerseits wiederum aus je drei Knochen, die sich im Laufe des Wachstums in der Kindheit durch Suturen miteinander verbinden und ineinanderfügen. 2. dem Kreuzbein, das aus fünf zu einem stabilen Knochen zusammengewachsenen Wirbeln besteht, und 3. dem Steißbein. Das weibliche Becken ist weniger hoch als das männliche, breiter und eher herzförmig. Die Beckenknochen bilden in der optimalen Haltung eine weite V-Form. Das männliche Becken bildet ein schmaleres, höheres V.

In CANTIENICA® Körper in Evolution steht die absolute Auf- und Ausrich-

KNÖCHERNES BECKEN

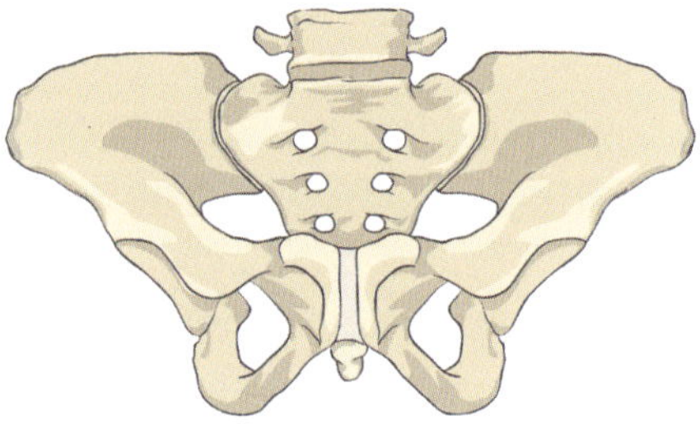

Weibliches Becken

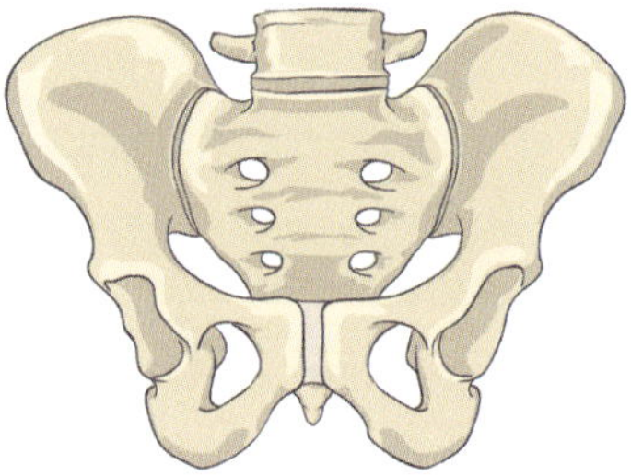

Männliches Becken

Werden die Sitzbeinhöcker näher zueinander gezogen, so wird das Becken trichterartig unten schmaler und oben breiter. Links ein weibliches Becken, rechts ein männliches.

tung des Beckens im Zentrum, denn der Beckenstand entscheidet über die Haltung des gesamten Körpers. Wird es vor- oder zurückgeschoben, egal wie wenig, so zieht diese Verschiebung auch die Wirbelsäule und den Brustkorb mit. Perfekt ausgerichtet, besitzt das Becken eine hohe Beweglichkeit. Die beiden Beckenhälften (Darmbeinschaufeln) hängen vertikal an den großflächigen Kreuzbeingelenken, befestigt durch ein ausgeklügeltes System von vertikalen Muskeln und vertikal, diagonal und horizontal verstrebten Bändern. Das gesunde, bewegliche Becken ist Voraussetzung für gesunde Kreuzbeingelenke, Hüftgelenke, eine flexibel aufgespannte Wirbelsäule und den mühelos »aufgehängten« Brustkorb, es unterstützt alle großen Gelenke (Fußgelenke, Sprunggelenke, Knie, Hüftgelenke, Kreuzbeingelenke, Wirbelgelenke, Schultern, Kopfgelenke) in ihrer reibungslosen Funktion. Durch gezielte Übungen werden die Beckengelenke so mobilisiert, dass jede Bewegung, jeder Schritt eine vertikale, rotationsartige Bewegung des Kreuzbeingelenkes ermöglicht.

Schambein

Os pubis, Symphysis pubica

Das Schambein bezeichnet die vordere Wand des knöchernen Beckens, sie lässt sich unter dem Schamhaar gut ertasten. Die Knochen der linken und der rechten Beckenhälfte sind nicht aus einem Stück, sondern werden von der so genannten Schambeinfuge (Symphyse) zusammengehalten. Bei vielen Übungen dienen das Schambein und der Unterrand des Schambeines als zusätzliche Referenzpunkte für die Aufrichtung des Beckens, meistens zusammen mit dem Steißbein. Diese Detailarbeit an den Knochen ermöglicht es, die ursprüngliche Beweglichkeit auch aus scheinbar versteiften Knochen zurückzuerobern.

SCHAMBEIN UND SCHAMBEINFUGE

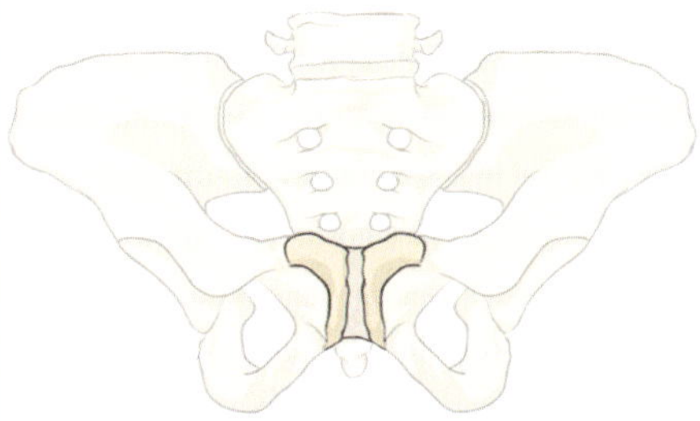

Die Schambeinfuge (Symphyse) besteht aus einer gallertartigen Masse zwischen den Knochen. Dadurch wird das Schambein gelenkig.

Sitzbeinhöcker

Tuber ischiadicum, Os ischii

Am unteren Rand bildet das Becken aus den Hüftschaufeln und den Sitzbeinhöckern zwei Ringknochen. Die unteren Spitzen dieser Ringe sind die Sitzbeine oder Sitzbeinhöcker. Sie sind einfach aufzuspüren, nämlich in der Mitte der horizontalen Falte unter dem Gesäß. Wenn Sie sich aufrecht auf einen harten Hocker setzen, spüren Sie die beiden Sitzbeinhöcker.

Zu diesem Knochenring ziehen sich Hüftmuskeln (Musculi pectineus, obtu-

SITZBEINHÖCKER

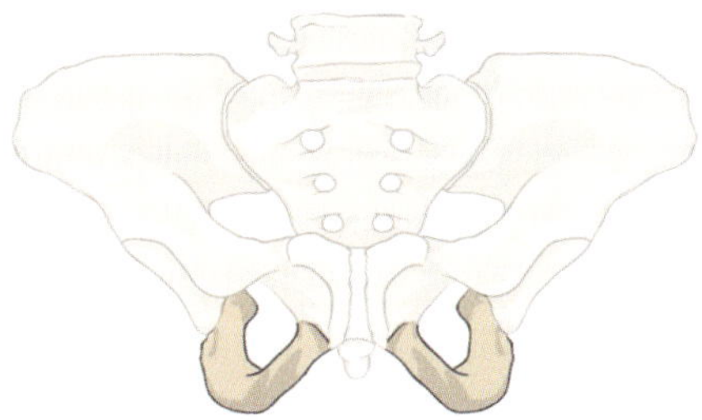

Diese beiden »Halbringknochen« am unteren Ende des Beckens werden Sitzbeinhöcker genannt. Im Idealfall richtet sich der Körper exakt auf der Mitte der Sitzbeinhöcker aus.

ratorius internus, obturatorius externus, quadratus femoris), ebenso vom Beckenrand zu den Oberschenkelknochen (Corpus femoris; Musculi piriformis, gemelli, glutaeus minimus, glutaeus medius) und verbinden die Becken mit den Beinmuskeln.

In CANTIENICA® Körper in Evolution werden die Sitzbeinhöcker als Referenzpunkte für die innere, flächengrößte Beckenbodenmuskelschicht genutzt; ihre anatomische Bezeichnung ist Organheber. Über die Sitzbeinhöcker können Sie diese stabilisierende »Fundamentmuskulatur« jederzeit und überall bewusst einsetzen: Jedes Mal, wenn Sie einen oder beide Sitzbeinhöcker bewusst bewegen, aktivieren Sie damit die relevante Beckenmuskulatur. Sobald Sie mit dem Einsatz der Sitzbeinhöcker vertraut sind, können Sie den Organheber bei jedem Schritt, den Sie machen, bei jeder Bewegung wechselseitig einsetzen.

Steißbein

Os coccygis

Das Steißbein ist der verknöcherte Schwanz des Menschen. Weil wir als Zweibeiner nichts mehr zum Wedeln brauchen, wuchsen die untersten fünf Wirbel zum Steißbein zusammen. Beweglich ist es immer noch, und es unterstützt das Gleichgewicht des Körpers an der Mittelachse. Über die Beckenbodenmuskulatur und die Aufspannung der Wirbelsäule kann das Steißbein erspürt und bewegt werden.

Es dient mit den Sitzbeinhöckern und dem Schambein als Orientierungspunkte für die perfekte Aufrichtung des Beckens mittels der skeletthaltenden Beckenmuskulatur. Der Übergang zum Kreuzbein ist gelenkig, mit fortschreitendem Training und wachsender Körperwahrnehmung fügt sich das Steißbein beweglich und mobil in die vertikalen Beckenrotationen ein und unterstützt die Feinmotorik.

STEISSBEIN

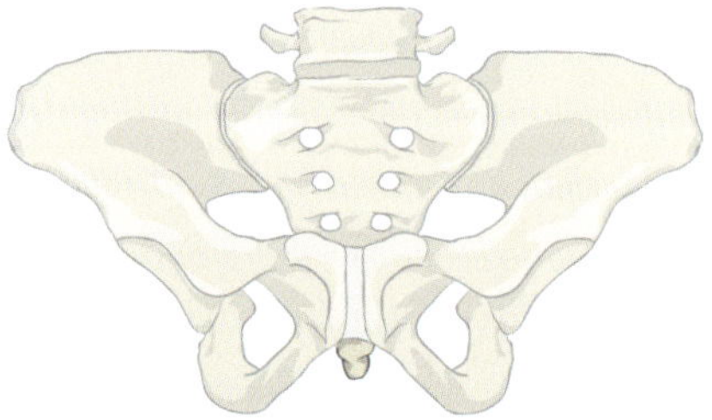

Der verknöcherte Schwanz des Menschen. Das Steißbein ist mit dem Kreuzbein durch ein Gelenk verbunden und besitzt daher Beweglichkeit. Es kann nach unten ausgerichtet und seitlich bewegt werden.

Beckenbodenmuskulatur

Regio perinealis

Das knöcherne Becken wird unten von einem raffiniert verwobenen Muskelteppich zusammengehalten. Diese Beckenbodenschichtung entwickelte sich durch die Bedürfnisse des aufrechten Ganges. Aus der Bauchwand musste ein tragfähiger Bauchboden werden. Der Zuschnitt der Muskulatur ist jenem der vierbeinigen Wirbeltiere zwar noch sehr ähnlich, aber die Funktionen haben sich komplett verändert.

In der Darstellung sind die drei Schichten realistisch in das kleine Becken eingefügt. Der Organheber bildet die innerste Schicht, die eigentliche Beckenbodenschale, in der die Organe des Unterleibes liegen. So sieht der Organheber aus, wenn er trainiert ist. Erschlafft hängt er durch.

BECKENBODENMUSKULATUR WEIBLICH

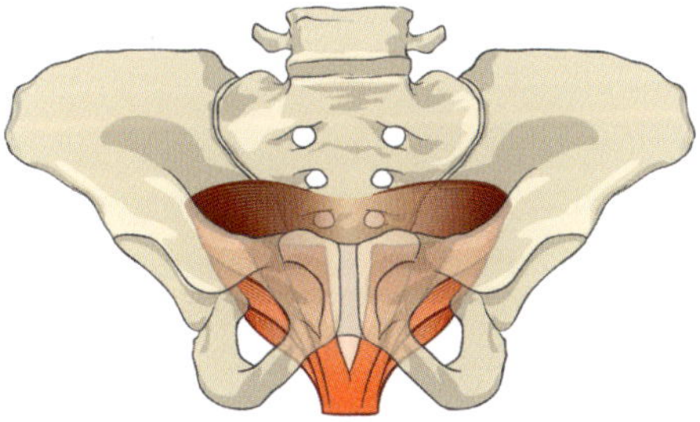

In der Darstellung sind die drei Schichten realistisch in das kleine Becken eingefügt. Der Organheber bildet die innerste Schicht, die eigentliche Beckenbodenschale, in der die Organe des Unterleibes liegen. So sieht der Organheber aus, wenn er trainiert ist. Erschlafft hängt er durch.

BECKENBODENMUSKULATUR MÄNNLICH

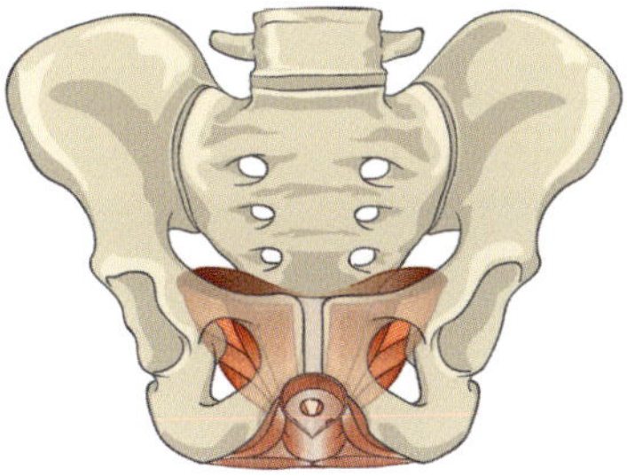

Die drei Schichten des Beckenbodens

1. DIE ÄUSSERE SCHICHT

Musculi puboperinealis, bulbospongiosus, sphincter ani externus, ischiocavernosus

ÄUSSERE BECKENBODENSCHICHT

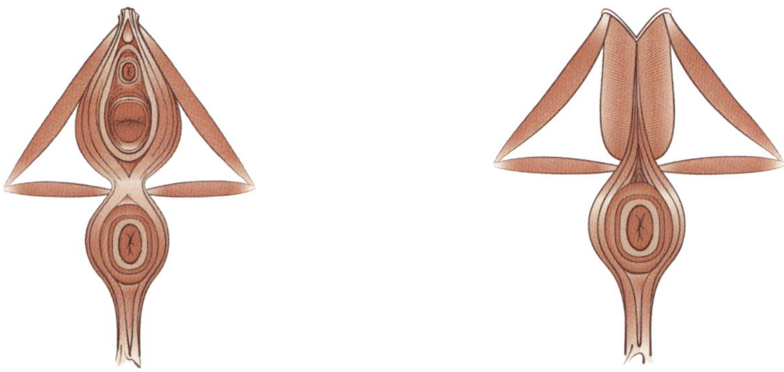

Links die weiblichen Schließ- und Schwellmuskeln, rechts die männlichen. Die Schleife um die Anusmuskeln ist bei Frau und Mann identisch. Bei der Frau legt sich der Schließ- und Schwellmuskel (Musculus bulbospongiosus) um die Vagina, beim Mann um die Peniswurzel. Die beiden Seitenäste sind die Musculi ischiocavernosi, sie unterstützen bei Mann und Frau die Erektion von Penis und Klitoris. Diese Sexualmuskeln sind die Verbindung der äußeren Schlingen mit der mittleren Schicht. Eine strenge Zuordnung ist eigentlich nicht möglich. Der in der Abbildung horizontal verlaufende Ast ist der oberflächliche quere Dammmuskel. Er verbindet den Damm mit den Sitzbeinhöckern und ist immer beteiligt, wenn es in den Übungsanleitungen heißt: »Sitzbeinhöcker zusammenziehen«.

Die äußerste Schicht umschließt bei der Frau schlingenförmig das Ende der Vagina mitsamt Ausgang der Harnröhre und den Anus und beim Mann die Harnöffnung und den Anus. Sie ist am Damm (Perineum) mit der mittleren und der inneren Schicht verbunden und wird daher immer mittrainiert, wenn die großflächigen inneren Schichten aktiviert oder bewusst entspannt werden. Übertraining der äußersten Schicht kann bei Frauen zu Verkrampfung am Scheidenausgang führen und bei Männern und Frauen Hämorrhoiden auslösen oder verstärken.

2. DIE MITTLERE SCHICHT

Musculi transversus perinei profundus, sphincter urethrae externus

MITTLERE BECKENBODENSCHICHT

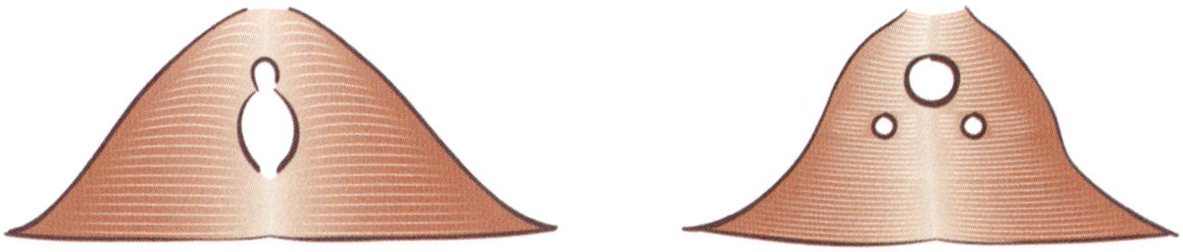

Sie ist Bauchwand am aufgerichteten Menschen und verbindet die Schambeinäste. Am Damm ist die mittlere Schicht mit der äußeren und der innersten Schicht verbunden, vorne kann über den Pyramidalismuskel die direkte Vernetzung zum Bauch aufgebaut werden. Links das weibliche Modell mit der Öffnung für die Vagina und den Verschluss der Harnröhre. Rechts das männliche Schema mit der Öffnung für die Harnröhre und die Penisarterien.

Die mittlere Schicht erstreckt sich vom Schambeinrand zu den Spitzen der Sitzbeinhöcker und bildet die Vorderwand des Beckens. Am Damm ist sie mit der äußersten und der innersten Schicht verbunden.

Bei der Frau liegt der Scheidenvorhof in der mittleren Schicht. Übertraining der Schließmuskeln verursacht meistens auch ein Übertraining der mittleren Schicht. Beim Mann umschließt die mittlere Schicht Harnröhre und Penisarterien. Die Fasern der mittleren Schicht verlaufen quer, vom rechten Schambeinast zum linken. Werden sie zu stark trainiert, so plustern sich die Fasern auf und der Muskel kann sich in Bezug auf die Knochenlänge verkürzen. Das behindert die saubere Gegenverschraubung der Beinmuskulatur und nimmt auf Dauer die Beckengelenke (Hüften, ISG) in den Schraubstock.

Heißt es, Sportlerinnen hätten einen zu starken Beckenboden, und der sei für Schwangerschaft und Entbindung hinderlich, so ist diese mittlere Schicht gemeint. In der Tat ist sie, einmal übertrainiert, schwer zu entspannen. Zu sehen ist die Dominanz der Mittelschicht bei Frauen an aufgeplusterten Adduktoren: Die Oberschenkel sind an der Innenseite aufgeplustert, es ist kein Abstand dazwischen. Die Adduktoren können sich durch die Behinderung der

Außenrotation der Oberschenkelmuskeln nicht ausdehnen und werden lokal gestaucht.

Männer mit übertrainierter mittlerer Schicht haben seitlich am Gesäß eine starke Vertiefung und einen hart gespannten Tractus iliotibialis seitlich an den Oberschenkeln.

Am anatomisch perfekt auf- und ausgerichteten Becken lässt sich diese mittlere Schicht leicht aufspüren und gezielt einsetzen. Entscheidend ist die Aufspannung, die neutrale Stellung des Beckens ohne Kippung nach vorne oder hinten. Die mittlere Schicht spielt, im richtigen Maß trainiert und aktiv, für die Stabilität des Beckens eine wichtige Rolle und sichert die Gesundheit der Hüftgelenke, indem sie den unteren Rahmen des Beckens eng und das Becken in V-Form hält und durch die optimale Position die lebenslange Beweglichkeit der Gelenke gewährleistet.

Das »richtige Maß« der mittleren Schicht lässt sich daran ersehen, dass der Grazilismuskel gerade und schlank verläuft, zwischen den Oberschenkeln im guten Stand den Durchblick erlaubt. Gleichzeitig kann der Schneidermuskel (Musculus sartorius) sich perfekt entfalten. Er stabilisiert die Stellung des Unterschenkels zum Oberschenkel und unterstützt die anatomisch gute Ausrichtung des Beckens. Wenn es bei den Übungsanleitungen heißt: »aus den Leisten die Oberschenkelmuskeln ausdrehen«, so tritt auch der Schneidermuskel in Aktion.

3. DIE INNERE SCHICHT

Musculi puborectalis, pubococcygeus, coccygeus, iliococcygeus (Organheber), obturatorius internus

ORGANHEBER, SCHEMA

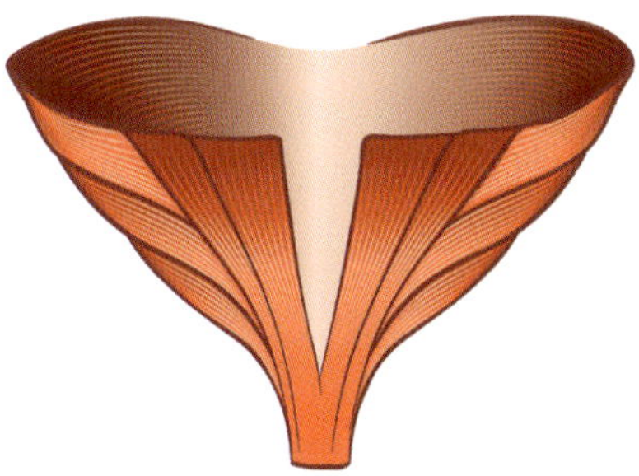

Diese Illustration will die Wirkung und Funktionsweise des Organhebers als eigentlicher Muskelschale zur Geltung bringen. Selbstverständlich steht diese Schale nicht so im kleinen Becken, sondern ist vorne, seitlich und am Kreuzbein über Sehnen direkt an den Knochen angemacht. Nur dank dieser direkten Vernetzung können wir über den Organheber die Beckengelenke und die Aufspannung der Wirbelsäule steuern.

Die innerste Beckenbodenschicht ist die flächengrößte und erstreckt sich fächerartig vom Kreuzbein zu den seitlichen Beckenknochenrändern nach vorne zum Schambein. Ein Teil dieser inneren Schicht bildet den Organheber, den Anusheber. Ist der Organheber kräftig und trainiert, trägt er wie eine Schale liegend die Organe des Unterleibes, vorab den Darm. Erschlafft hängt er durch.

Am Damm ist diese innerste, nach dem Stand der derzeitigen Forschung wichtigste Beckenbodenschicht mit der mittleren und der äußeren Schicht verbunden, der Stiel (Hals) zur Schale liegt unter dem Sphinkter. Durch die Ausrichtung der Beckenknochen in V-Form (unten eng, oben weit) wird der Organheber einem Sprungtuch gleich nach oben, tiefer in das Körperinnere, gezogen. Das kräftigt einerseits die Muskeln, zieht andererseits die Organe des Unterleibs höher in den Bauch. Durch die Erweiterung des oberen Randes des Beckens finden alle Organe mehr Platz.

Je entwickelter der Organheber ist, umso ausgeprägter ist sein Muskelhals. Dieser Hals verläuft bei der Frau symmetrisch zur Vagina und vermag bei anatomisch optimalem Training die Vagina zu »verlängern« und durch diese Verlängerung zu verengen, ohne dass dafür die Schwell-Schließmuskeln der Vagina übertrainiert werden.

Die innerste Schicht ist symmetrisch angelegt und kann links und rechts unabhängig voneinander aktiviert und beansprucht werden. Diese Schicht reagiert auf jede Bewegung der beiden Beckenhälften und spielt daher eine wichtige Rolle beim beckengerechten Gehen.

Erfüllt der Organheber seine anspruchsvollen Aufgaben, so kann auch die Blase wieder an ihren angestammten Ort »zurückwandern«. Um Inkontinenz (unwillkürlicher Abgang von Urin oder Stuhl) dauerhaft zu heilen, muss jeder Druck von oben nach unten verhindert werden. Das heißt, dass eigentlich immer auch intensive Arbeit an der Aufspannung des Torsos und am anatomisch guten Gebrauch des Zwerchfells beim Atmen erlernt und umgesetzt werden müssen. Wer beim Lachen, Husten, Niesen Urin verliert, verliert ihn nicht, weil die Blase an sich so schwach ist, sondern weil das Zwerchfell nach unten donnert und durch die Erschütterungen beim Lachen, Husten, Niesen mit unglaublicher Wucht nach unten auf die Blase drückt. Entfällt die Erschütterung, hält die Blase dicht. Siehe Zwerchfell.

Hüftmuskeln

Musculi glutaeus minimus, piriformis, gemellus superior, obturator internus, gemellus inferior, quadratus femoris, psoas major, psoas minor, iliopsoas

Die Hüftmuskeln sind über Knochen, Sehnen und Bänder mit der Muskulatur des Beckens und des Beckenbodens verbunden. In der anatomisch gesunden Beinachse mit gegenläufig verschraubter Muskulatur an Unter- und Oberschenkel sind die Hüftmuskeln kräftig und geschmeidig und schützen die Kreuzbeingelenke (Articulatio iliosacrale) und die Hüftgelenke (Articulatio coxae).

Pyramidenmuskel

Musculus pyramidalis

Der Pyramidenmuskel ist ein pyramidenförmiger Muskel, der am Oberrand des Schambeines entspringt und in einer pyramidenartigen Spitze eine Kinderhandbreit über dem Schambein endet. Der kleine Muskel verbindet und vernetzt die Muskulatur des Beckenbodens mit jener der vorderen Bauchwand (Musculi transversus abdominis, obliquus externus, obliquus internus, rectus abdominis).

Der Pyramidenmuskel spielt bei der Auf- und Ausrichtung des Beckens eine prominente Rolle. In herkömmlichen Beckenboden- und Haltungstrainings wie in den meisten Beckenbodentrainings wird der Pyramidalis als verbindende Kraft unterschätzt – meist wird er nicht erwähnt. Im CANTIENICA®-Beckenbodentraining wird der Pyramidenmuskel als Vermittler zwischen Beckenboden und Bauch eingesetzt. Bei Kaiserschnitten wird er bei gewissen Schnitttechniken durchtrennt, deshalb klagen viele Frauen über ein überhängendes Bäuchlein. Durch die Vernetzung mit dem Pyramidalis wird dieses Bäuchlein gestrafft, die Narbe wird geschmeidig, die Ausläufer des Pudendusnervs werden »unspezifisch gereizt« und zum Nachwachsen animiert.

PYRAMIDENMUSKEL

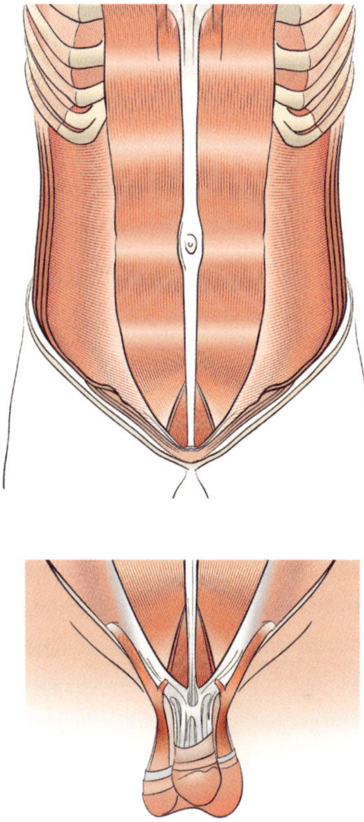

Er gilt als vermeintlich nutzloses Überbleibsel der Evolution: Der Pyramidalis wird in der CANTIENICA®-Methode bei Mann und Frau als Verbindungsmuskel zwischen Beckenboden und Bauch genutzt. Gut trainiert verhindert er das »Hängebäuchlein« nach Kaiserschnitten und Unterleibsoperationen. Außerdem stimuliert er den Pudendusnerv und verbessert die Feinfühligkeit der Beckenbodenmuskeln – auch beim Sex. Beim Mann sind die Hoden über die Haut direkt mit dem queren Bauchmuskel und dem Pyramidalis verbunden.

Vernetzung der Tiefenmuskulatur

Am Rücken vernetzt sich die innere Beckenbodenschicht mit dem »vielfach gespaltenen Muskel« (Musculus multifidus) und dem Darmbein-Rippenmuskel (Musculus iliocostalis). Diese beiden Muskeln sind wiederum direkt mit der sogenannten autochthonen Rückenmuskulatur verbunden, über 200 kleinen Muskeln, die jeden Wirbel der Wirbelsäule kreuz und quer und längs schützen, stützen und beweglich machen.

Das Zwerchfell wird ebenfalls zur Aufspannung genutzt, indem alle vertikalen Strukturen bei der radialen Ausdehnung aktiv werden. Die Zwerchfellschleife (umgibt die Öffnung für die Speiseröhre und die Öffnung für die Aorta, mit Muskel- und Sehnenausläufern entlang der Wirbelsäule; Pars lumbalis driaphragmatis, Crus sinistrum) kann als tiefstliegende Rückenmuskulatur gesehen werden. Sie unterstützt durch die schleifenartige Ausdehnung die Mobilität der Brustwirbelsäule. Die Ausläufer stellen eine stabilisierende Verbindung zur Lendenwirbelsäule her.

Am Bauch: Durch die perfekte Ausrichtung des Beckens werden die sogenannten tiefen Bauchmuskeln, der große Lendenmuskel oder Hüftbeuger (Musculus psoas major) und der Darmbeinmuskel (Musculus iliacus) perfekt genutzt und eingesetzt. Via Pyramidenmuskel (Musculus pyramidalis) wird der Beckenboden vorne an der Bauchwand mit den äußeren Bauchmuskeln verbunden. Unter den Gesäßmuskeln (Musculi glutaei maximus, medius, minimus) besitzt der menschliche Körper ein Set von Powermuskeln, das über den Beckenboden aktiviert und eingesetzt werden kann: den äußeren Hüftlochmuskel, den inneren Hüftlochmuskel (Musculus obturatorius internus), die Zwillingsmuskeln (Musculi gemelli), den birnenförmigen Muskel (Musculus piriformis), den viereckigen Lendenmuskel (Musculus quadratus lumborum). Die Hüftmuskeln sind wiederum innigst mit der Oberschenkelmuskulatur verbunden (Musculi Sartorius, biceps femoris, semimembranosus, semitendinosus, tensor fasciae latae) und ziehen diese bei jedem beckenbodengesteuerten Schritt »automatisch« mit.

Wirbelsäule, 24-Stunden-Aufspannung

Die Wirbelsäule besteht – in der Regel, Ausnahmen gibt es mehr, als man denkt – aus 24 Wirbeln: sieben Halswirbeln, zwölf Brustwirbeln, fünf Lendenwirbeln. Als Knochen im Bauklötzchensystem aufeinandergestapelt, ist die Wirbelsäule eine hilflose Konstruktion. Erst die sogenannte autochthone Muskulatur macht sie stark, beweglich, flexibel und aufrecht. Die autochthone Muskulatur besteht aus über 200 kleinen Muskeln. Sie schützen und stützen die Wirbel nach links und rechts, nach oben und unten, jeder einzelne Wirbelkörper ist auch noch seitlich diagonal mit den Nachbarwirbeln verstrebt. Wie die Beckenbodenmuskulatur wird auch die autochthone Muskulatur im normalen Alltag sehr vernachlässigt, herkömmliches Fitnesstraining bearbeitet in den meisten Fällen ausschließlich die peripheren Muskeln, also alle großen, von außen sichtbaren und tastbaren Muskeln, und selten die für das gesunde, leistungsfähige Skelett so wichtige Tiefenmuskulatur.

Um etwas zu spannen oder aufzuspannen, braucht es Zug und Gegenzug zwischen zwei Polen. Für die Aufspannung der Wirbelsäule bildet das Becken mit dem aktiven Organheber den unteren Pol. Den oberen Pol bildet der Kronenpunkt am Schädel.

AUSGERICHTETE WIRBELSÄULE

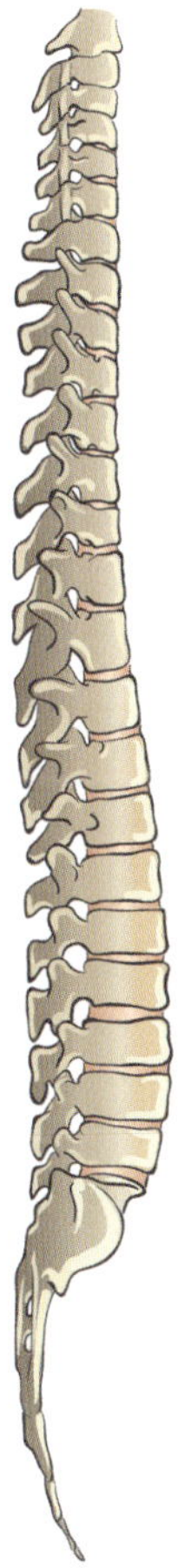

Im CANTIENICA®-Körperbild verläuft der Spinalkanal gerade. Resultat ist eine Wirbelsäule ohne Doppel-S. Die leichte Krümmung der Wirbelsäule rückenwärts ergibt sich aus der Form der Fortsätze. Die untersten Brustwirbel-Fortsätze sind viel kleiner als die anschließenden Lendenwirbelknochen. Deshalb »muss« sich hinter dem untersten Brustwirbel der kleine Schmetterling tummeln können. Sobald der Rücken flach gedrückt wird, verläuft das Rückenmark nicht mehr gerade, und der Wirbeldruck verschiebt das Becken und den Brustkorb.

Autochthone Rückenmuskulatur

AUTOCHTHONE RÜCKENMUSKULATUR

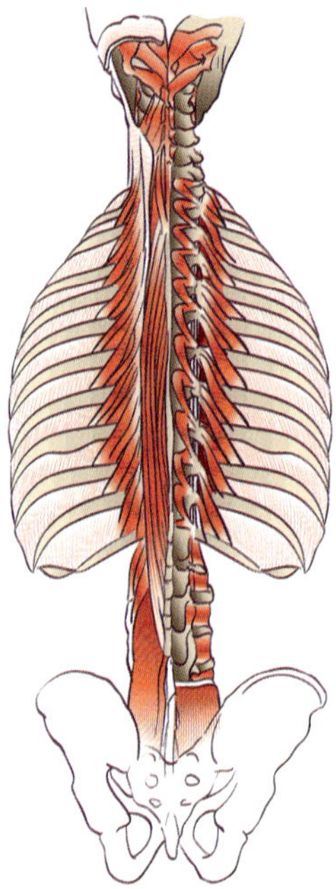

Das ist sie, die Wundermuskulatur des Rückens. Über 200 kleine Müskelchen, die der Wirbelsäule Stand und Dehnung (Lendenwirbel) und ungemeine Beweglichkeit geben (Brustwirbelsäule). Die Lendenwirbel haben solide Vertikalverbindungen, die zur Rotation befähigten Brustwirbel besitzen außerdem diagonale und quere Verstrebungen. Im Gegensatz zur »Schulmeinung« gehen wir davon aus, dass diese Muskeln bewusst (autonom statt autochthon) gedehnt, gekräftigt und bewegt werden können.
Über den autochthonen Wirbelmuskeln liegt der Multifidus, er verbindet den Organheber sozusagen direkt mit den Muskeln, die den Kopf tragen.

Ein Verbund aus ungefähr 200 kleinen Muskeln, gegliedert in spinales System, intertransversales System, transversospinales System (Musculi interspinales lumborum, intertransversarii mediales lumborum, intertransversarii laterales lumborum, levatores costarum breves, levatores costarum longi, spinalis thoracis, rotatores thoracis breves, rotatores thoracis longi, spinalis cervicis).

Diese autochthonen Muskeln schützen und stützen die aufgespannte Wirbelsäule in alle Richtungen, seitlich, diagonal nach unten, nach oben (ausgenommen die Lendenwirbelsäule, sie ist nur vertikal verstrebt). Über den vielfach gespaltenen Muskel (Musculus multifidus) ist die Wirbelsäulenmuskulatur mit der Beckenmuskulatur vernetzt. Am Nacken sind die autochthonen Muskeln mit den Kopfträgermuskeln verbunden. In schlampiger Haltung, zusammengesunken, rund, kraftlos ist diese autochthone Muskulatur nicht aktiv. Auch bei klassischem Krafttraining für die äußere Muskulatur wird die autochthone Muskulatur nicht erreicht, sondern verkümmert. Der Mensch schrumpft. Bandscheiben werden gequetscht. Nervendurchtrittsstellen verkalken. Wirbel nehmen Schaden. Die Knochendichte nimmt ab. Die Gelenke werden abgenutzt.

Weil so viele am Gleichen leiden, ging man lange davon aus, dass die autochthone Muskulatur willentlich nicht beeinflussbar sei. Das Gegenteil ist der Fall: Jedes Mal, wenn Sie sich sauber aufspannen und ausrichten, aktivieren Sie den großen Verbund der autochthonen Rückenmuskeln – und verhindern, dass Sie im Alter schrumpfen. Denn am Anfang des »Kleinerwerdens« im Alter steht immer die Erschlaffung der autochthonen Skelettmuskulatur. Die Schwerkraft ist vollkommen unschuldig.

Kopf hoch, Kronenpunkt

Am optimal aufgerichteten und aufgespannten Torso thront der Kopf scheinbar schwerelos auf den Halswirbeln (Axis, Atlas). Die tief liegende Nackenmuskulatur (Musculi longus capitis, longus colli, interspinales cervicis) kann zusammen mit den schädelhaltenden Muskeln (Musculi rectus capitis posterior, obliquus capitis, semispinalis capitis usw.) den über sechs Kilogramm schweren Kopf stützen. Selbsttragend liegen die Gelenke zwischen Axis und Atlas und Schädel frei. Vor allem die Höcker (Condyli occipitales) des Basislochs (Foramen magnum) können sich geschmeidig und weich frei nach oben und unten, zu den Seiten, nach vorne und nach hinten und auch diagonal bewegen. Auch die gesamte Mimikmuskulatur des Gesichtes kann vernetzt und aufgespannt werden.

Optimal aufgespannt ist das »Wirbeltier Mensch«, wenn der Torso unter Zugspannung steht. Scham- und Steiß-

KRONENPUNKT

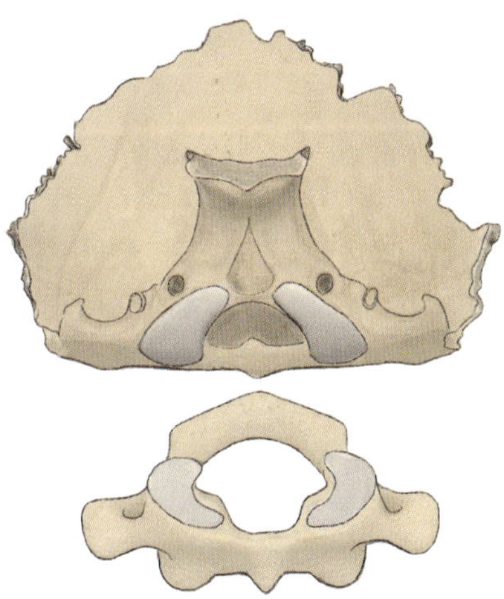

Der Schädel formt mit dem obersten Wirbel (Atlas) ein Ei- oder Ellipsoidgelenk. Wird der Körper aufgespannt, sind also alle Muskelstrukturen vorne und hinten am Körper gleich lang, sich gegenseitig unterstützend, so besitzt dieses Eigelenk einen Gelenkspalt, der Kopf wird sehr beweglich. Die Anleitung »Kronenpunkt nach oben dehnen« zielt auf diese Gelenke.

bein ziehen in eine Richtung, der Kronen- oder Scheitelpunkt in die Gegenrichtung. Diese Aufspannung vernetzt die gesamte Muskulatur optimal. Wer nur am unteren Ende der Wirbelsäule zieht, gewinnt nichts, sackt ein, wer nur am Scheitel zieht, zieht wahrscheinlich die Schultern hoch, verkrampft sich und sieht auch so aus. Nur Zug und Gegenzug bringen Tonus, Grundspannung, Energie, Sprungbereitschaft, Wachheit, Ausstrahlung – und doppelte Kraft durch die perfekte Nutzung sämtlicher Muskelverbindungen.

»Kronenpunkt« wird in der CANTIENICA®-Methode der empfindlichste Punkt auf dem Schädeldach genannt, der Punkt, an dem das Knochenmark bei aufgespannter Haltung durch den Schädel wachsen würde (circa vier Fingerbreit hinter dem Scheitelpunkt).

Kopfträger, Atlas/Axis

Atlas und Axis sind vor allem für die Beweglichkeit zuständig, der im Durchschnitt über sechs Kilogramm schwere Kopf trägt sich weitgehend selbst. Wird der Kopf auf dem Atlas abgesetzt, was leider die Norm ist, so weicht der Brustkorb dem Druck aus, einige Muskeln des Halses werden überdehnt (Musculi scaleni, sternocleidomastoideus, splenius capitis, thyrohyoideus, sternohyoideus usw.), andere Muskeln werden verkürzt (Musculi intercostales externi, intercostales interni, subcostales, transversus thoracis), die Rippen, die Schlüsselbeine können verkürzen, das Zwerchfell wird chronisch nach unten gedrückt.

Spannungskopfschmerzen, Migräne, Schluckbeschwerden, Zähneknirschen und auch Wirbelsäulenverformungen können hier ihren schmerzhaften Anfang nehmen.

Der Atlas ist der oberste Wirbel der Wirbelsäule, und eigentlich ist er, anatomisch gesprochen, ein Gelenk – das Kopfgelenk. Er verbindet das Hinterhaupt mit dem Axis. So heißt der zweite Halswirbel, er sichert den Atlas ab und hilft, den Kopf zu drehen und zu wenden.

Brustkorb aufrichten

WIE DER BRUSTKORB, SO DAS BECKEN

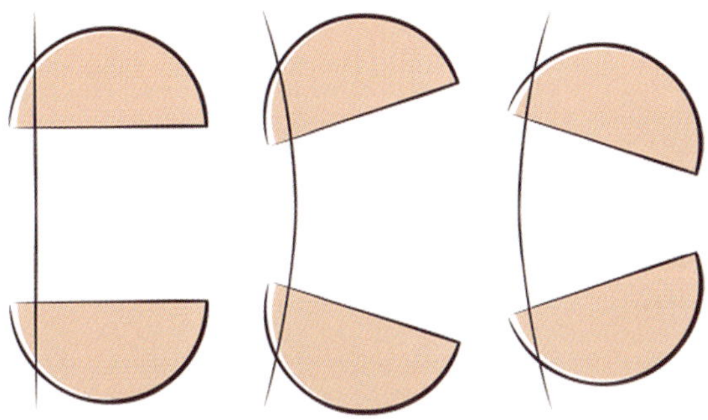

Links: Becken und Brustkorb stehen so übereinander, dass die Ränder deckungsgleich sind.
Mitte: Das Becken kippt nach hinten (von den Sitzbeinhöckern aus gesehen), als Folge kippt auch der Brustkorb nach hinten. Hohlkreuz und hervorstehende Rippen sind die Folge.
Rechts: Das Becken kippt nach vorne, der Brustkorb macht die Gegenbewegung nach vorne, der Rücken wird rund, der Bauch hängt über und erschlafft.

Wie oben, so unten: Hängt der Oberkörper, kippt auch das Becken. Und umgekehrt. Schulterprobleme gehen fast immer mit einem eingefallenen oder aufgeplusterten Brustkorb einher. Das Brustbein (Sternum) sinkt ab und verkürzt sich mit der Zeit. Die Rippen werden nach unten gezogen, die Zwischenrippenmuskeln (Musculi intercostales) erschlaffen.

Dieser Zug verkürzt die Schlüsselbeine (Claviculae), was wiederum das Schulterdach (Acromion) und das Schulterblatt (Scapula) mitzieht. Die gesamte Muskulatur an Hals und Brust erschlafft und verkürzt (Musculi sternocleidomastoideus, pectoralis major, pectoralis minor, serratus, teres major, teres minor, subscapularis usw.). Im Gegenzug werden die Muskeln des Nackens und des oberen Rückens überdehnt und überfordert, was zu chronischen Verspannungen (Nacken, Rücken, Migräne) führt.

In der CANTIENICA®-Methode wird gelehrt, den Brustkorb vom Becken wegzuziehen und in sich so aufzurichten, dass die Rippen horizontal gerade stehen. Die Schlüsselbeine sollen lang und gerade sein, die Gräten der Schulterblätter verlaufen gerade und stehen unter der obersten Rippe am Rücken. Das braucht am Anfang ein bisschen Vorstellungskraft. Einmal verstanden und umgesetzt, vermittelt der frei schwebende Brustkorb eine wunderbare Leichtigkeit – nach unten und nach oben.

Zwerchfell

Diaphragma

DAS ZWERCHFELL

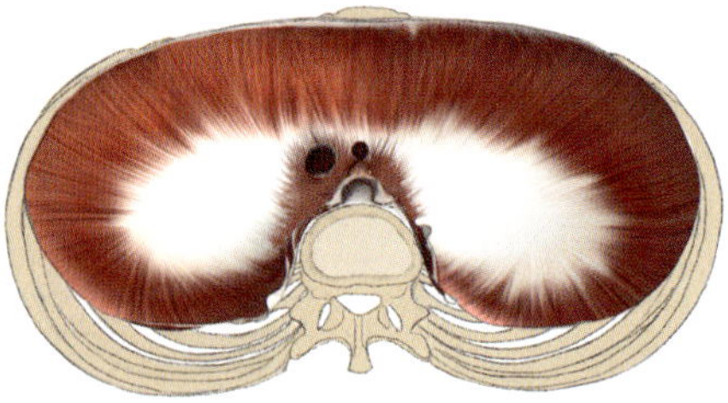

Das Zwerchfell von unten betrachtet. Seitlich die Längsmuskeln, das Weiße im Inneren ist eine Sehnenplatte. Wird der Körper beim Einatmen aufgespannt, in die Länge gedehnt, so ziehen die seitlichen Muskeln die unteren Rippen zusammen, ähnlich wie sich die Sitzbeinhöcker durch den Organheber schmäler stellen. Oben weitet sich das Zwerchfell wie ein Gleitschirm, der Brustkorb dehnt sich seitlich aus, das Lungenfell dehnt sich ebenfalls, der Atem kann sich gleichmäßig in den Lungen verteilen, bis in die Spitzen.

Wie eine Giebelkuppel spannt sich das Zwerchfell innerhalb der Rippen auf. Es ist eine sehr dehnbare, elastische Muskel-Sehnen-Platte. Diese Muskel-Sehnen-Platte bewegt sich beim Atmen, dehnt die Rippen aus, sodass sich die Lungenflügel mit Luft füllen und vergrößern können.

In der CANTIENICA®-Methode dehnt sich das Zwerchfell bei jedem Einatmen radial (nach oben und elliptisch zu allen Seiten) wie eine Kuppel aus. Das zieht die untersten, fliegenden Rippen an, vergrößert den Innenraum für die oberen Rippen, schafft durch die Ausdehnung in alle Richtungen enorm viel Volumen. Die Organe, die über dem Zwerchfell liegen, werden durch die Ausdehnung und Entspannung massiert. Die Organe unter dem Zwerchfell sind geschützt; sie erhalten indes ebenfalls eine »Atemmassage« durch die aufgespannte, gedehnte Rumpfmuskulatur, die sich mit dem Atemrhythmus leicht kontrahiert und wieder entspannt.

Bei jedem Atemzug dehnt sich das Zwerchfell aus und kräftigt seine eigenen Muskeln sowie die Thoraxmuskeln im Innern des Brustkorbes.

In unseren Breitengraden wurde in den letzten Jahrzehnten die Bauchatmung idealisiert und propagiert: Das Zwerchfell soll sich bei jedem Einatmen absenken und beim Ausatmen wieder anheben. Dabei werden die Schulterblätter hochgezogen, der Brustkorb sinkt ein, die Bauch- und Rückenmuskeln werden kurz und dick, die Organe werden vom Zwerchfell nach unten gedrückt. Es gibt Trainingsmethoden, bei denen in dieser Phase explizit »der Beckenboden« geöffnet werden muss,

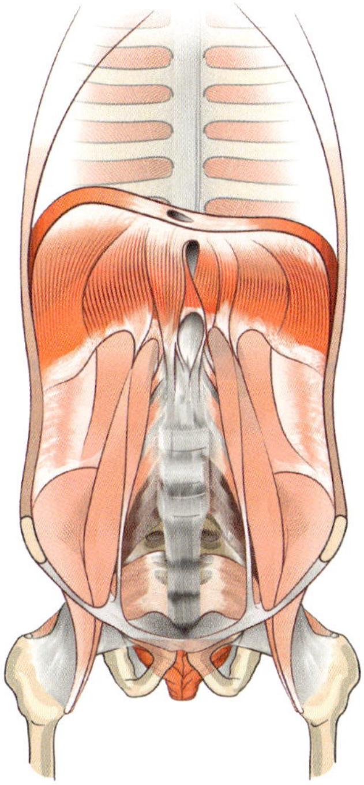

DIE KERNMUSKULATUR

Das ist das Zentrum der Muskelarbeit der CANTIENICA®-Methode: das Körperinnere. Der Organheber ist das Zwischenstockwerk für das Becken. Das Zwerchfell übernimmt die Arbeit als Zwischenstockwerk für den Brustkorb. Über Iliacus, Iliopsoas, die tief liegenden Rückenmuskeln und die Muskelschleife des Zwerchfells sind die beiden Stockwerke verbunden. Die Aufspannung aller Knochen nach Bauplan bringt diese wertvolle Kernmuskulatur wiederum in ihre Grundaufspannung. Das macht den Körper reaktionsschnell, kräftig und beweglich und beugt Altersdeformationen vor.

damit die Organe nach unten ausweichen können. Falls Sie diese Bauchatmung auch mühsam erlernt haben, wird die Umstellung für Sie eine Herausforderung. Achten Sie auf die Leichtigkeit und die Schönheit, die Ihnen die Zwerchfellatmung schenkt, das entschädigt Sie für die Anstrengung.

Ziel der CANTIENICA®-Atemübungen ist es, das Zwerchfell bei jedem Atemzug nach oben und zu den Seiten auszudehnen, um die Muskulatur des Zwerchfells zu kräftigen, die Rippen und ihre Gelenke beweglich zu halten und die Elastizität der Sehnenplatte zu steigern. So trainiert und eingesetzt, bewegt sich das Zwerchfell auch beim Lachen, Husten, Niesen nach oben, statt nach unten in den Bauchraum. Die Erschütterungen bleiben in den oberen Rippen und richten keinen Schaden nach unten an. Das ist sehr wichtig, wenn Organsenkungen oder Inkontinenzen kuriert werden wollen.

Arme

In der anatomischen Idealhaltung schwebt die Oberarmkugel (Caput humeri) frei unter dem Schulterdach (Acromion). Der offene Gelenkspalt ermöglicht es dem Arm, sich in alle (zwölf!) Richtungen frei zu bewegen, von dieser Freiheit profitieren alle Gelenke des Armes (Ellbogen, Handgelenk, Fingergelenke). Der gesunde Arm ist immer »verschraubt«: Ein Großteil der Unterarmmuskulatur rotiert beim gerade und locker nach unten hängenden Arm nach innen, die Muskulatur des Oberarmes rotiert nach außen und dehnt dadurch die Muskulatur am Brustkorb. Durch diese Verschraubung erhält der Arm Stabilität, Kraft und Beweglichkeit.

Schultern

Die detailgenaue anatomische Definition von Solveig Hoffmann, praktizierende Ärztin und CANTIENICA®-Ausbilderin in Teneriffa: »Die Schulter ist kein Gelenk. Sie ist ein Verbund aus drei Knochen (Schlüsselbein, Schulterblatt, Oberarmknochen), die untereinander gelenkig verbunden sind. Der Schultergürtel besteht aus den beiden Schlüsselbeinen und den beiden Schulterblättern. Auf jeder Seite ist zwischen Schlüsselbein und Schulterblatt ein Gelenk (Acromioclaviculargelenk). Beide Schlüsselbeine sind gelenkig mit dem Brustbein verbunden (Sternoclaviculargelenk). Der Oberarm bildet zusammen mit der Gelenkpfanne des Schulterblattes ein Kugelgelenk. Meistens wird dieses als Schultergelenk bezeichnet. Es gilt schulmedizi-

SCHULTERGELENK

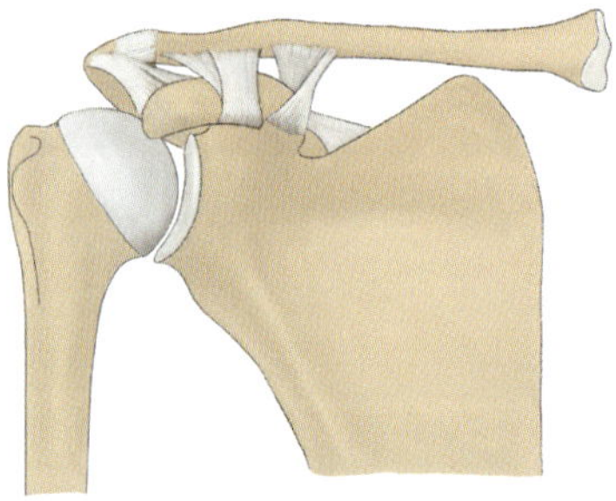

Es besteht aus Schulterdach, Schulterblatt und Schlüsselbein. Oft wird die Oberarmkugel zum Schultergelenk gezählt. Wer diesen Falschdenk übernimmt, zieht wahrscheinlich den Oberarm ins Schulterdach und verzieht dauerhaft und schmerzhaft die »ganze Schulter«. Die CANTIENICA®-Methode lässt Schulter Schulter sein und Arm Arm. Der Arm kann entspannen, wenn er aus dem Schulterdach befreit ist und in Ruhestellung ruhig hängen darf. Das Schulterblatt ist im Idealfall flach und verläuft seitlich bündig mit den Rippen – wenn das Zwerchfell seine radiale Ausdehnung ausleben darf und nicht in den Bauch gedrückt wird.

nisch als ›muskelgesteuertes Gelenk‹. Die Gelenkpfanne des Schulterblattes umfasst den Oberarmkopf nur zu einem kleinen Teil. Sie wird vergrößert durch einen ringförmigen Knorpelwulst. Das Gelenk wird umgeben von den vier Muskeln der Rotatorenmanschette: Subscapularis, Supraspinatus, Infraspinatus, Teres minor. Sie sind zentral für diese Muskelsteuerung.«

Schultern und Arme kennen einen nur ihnen eigenen Ruhezustand. In diesem Ruhezustand schweben die Oberarmkugeln schwerelos an der Kante der waagerecht stehenden Rippen und können sich ausruhen für die nächste Aktion. Vorausgesetzt, der Brustkorb ist entsprechend aufgerichtet, alle vertikalen Strukturen sind gleich lang, alle horizontalen Strukturen sind gleich lang. Das steht im Gegensatz zum restlichen Körper, der sich an der Mittelachse aufrecht aufspannt. Die Arme hängen, ihr Eigengewicht zieht sie nach unten, das Zug-Gegenzug-Prinzip für Knochen, Sehnen, Bänder, Muskeln ist damit schon erfüllt. Je entspannter der Arm, umso beweglicher sind seine Gelenke, die Fingergelenke, das Handgelenk, der Ellbogen, die Schulter. Wird die Oberarmkugel nach oben gezogen oder geschoben, so schließt sich der Gelenkspalt zwischen Oberarmkugel und Schulterdach. Das wiederum verzieht den oberen Rücken, die Schulterblätter kommen hoch, der große Brustmuskel springt an und mit ihm der Musculus latissimus. Ein Teufelskreis, der zu Betonschultern führt. Als »muskelgesteuertes Gelenk« macht sich »die Schulter« viel mehr Arbeit als nötig.

Hin und wieder kommt die hängende Schulter vor. In diesem Körperbild fehlt dem Torso die Kraft und die Aufspannung. Sobald die Tiefenmuskulatur hält, kommt die Schulter an ihren Platz.

Im Gegensatz zur Aufspannung in den Beinen, im Becken, in der Wirbelsäule und im Kopf sollen die Armmuskeln entspannen, können die Schultern loslassen, können sich entspannen: Das Schulterdach (Acromion) steht frei über dem Oberarmkopf (Caput humeri). Der Arm erhält dadurch mehr Kraft und Gelenkigkeit, sämtliche Gelenke werden entlastet. Die Schlüsselbeine stehen waagerecht, das Sternum ist aufgerichtet und lang, die Muskulatur des Halses ist natürlich gedehnt, und zwar vorne, seitlich und hinten, und die Schulterblätter finden dahin, wo sie hingehören: flach an den Rücken.

Wer »die Schultern« hochzieht, zieht eigentlich immer die Oberarme hoch, verkeilt sie im Schulterdach und zwingt es zu Ausweichmanövern.

Beine

Das menschliche Bein funktioniert nach dem gleichen Prinzip wie der Arm: Gesund und beweglich ist es, wenn der Oberschenkelkopf (Caput femoris) frei in der Gelenkpfanne (Acetabulum) liegt und diese Freiheit bei jeder Bewegung erhalten bleibt. Der offene Gelenkspalt des Hüftgelenkes sichert auch die gesunde Beinachse: Die Hauptmuskeln des Unterschenkels rotieren nach innen, jene des Oberschenkels nach außen, während die Knochen in ihrer Eigenverdrehung beinahe achsengerade verlaufen. Offene Hüftgelenke ermöglichen den Beckenknochen mehr Freiheit und Öffnung. So unterstützt die gesamte Hüftmuskulatur die Beweglichkeit der Hüftgelenke und des Beckens. Von dieser Ausrichtung der Knochen in den Muskeln profitiert das Knie enorm, es ist befreit von jedem Druck und jeder Reibung. Auch die Sprunggelenke, das Fersenbein, die vielen kleinen Fußgelenke werden komplett entlastet.

Beinachse, Verschraubung

»Den ganzen Körper vom Boden wegdehnen und an der Mittelachse aufhängen«: Durch die Stellung der Füße und das Aufrichten des Beckens kann sich der Körper an der Mittelachse ausrichten. Dadurch kommen die Beine in die ideale Achse: Ferse, Knie, Hüftgelenk liegen auf einer geraden Linie übereinander. In dieser Haltung können sich die Muskeln des Beines anatomisch ideal »verschrauben«: Am Unterschenkel ziehen die Muskeln nach innen, am Oberschenkel nach außen. Das entlastet die Gelenke (Knie, Sprunggelenk, Hüftgelenk, Kreuzbeingelenk), stabilisiert die Beinachse, öffnet die Leisten, legt den Hüftbeuger frei und stattet den »Hebel« Bein mit Kraft aus. Geht diese Verschraubung dem Beingedächtnis verloren, drehen sich beispielsweise alle Muskeln nach außen, so entstehen O-Beine mit allen Folgeschäden für die Gelenke. Rotieren alle Beinmuskeln nach innen, bilden sich X-Beine.

BEINACHSE

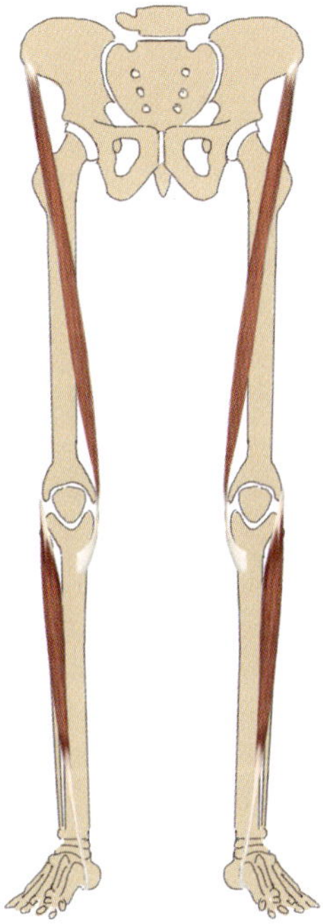

Der Musculus tibialis anterior hält den Unterschenkel in der Verschraubung, der Musculus sartorius den Oberschenkel. Was diese stilisierte Abbildung schön zeigt: Verschraubung entsteht durch Drehung und Gegendrehung. Der Unterschenkelknochen direkt am Fußgelenk dreht nach innen. »Unter dem Knie« steht er gerade. Der Oberschenkelknochen steht »über dem Knie« gerade und dreht oben zusammen mit den Oberschenkelmuskeln aus. Heißt: Der Unterschenkel wird ganz unten eingedreht, der Oberschenkel wird ganz oben ausgedreht.

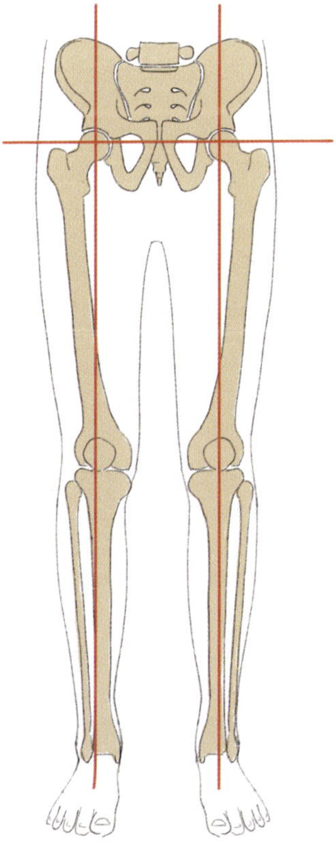

Sprunggelenk, Zentrum Kniegelenk, Zentrum Hüftpfanne auf einer Achse – so funktionieren die Gelenke reibungslos und bleiben gesund.

Scharniergelenk Knie

Das Knie ist ein einfaches Scharniergelenk, eigentlich gemacht für zweidimensionale Bewegungen: nach vorne, nach hinten. Jede seitliche Bewegung kann dem Knie schaden. Damit es mehr aushält, wurde es von der Evolution mit einer dicken Knorpelschicht zwischen Ober- und Unterschenkel ausgestattet, der Faserknorpelscheibe oder dem Meniskus. Außerdem schützen zähe Bänder vorne, seitlich und hinten in der Kniekehle das Knie.

In der CANTIENICA®-Methode wird das Knie zweifach entlastet: Durch die Vernetzung der gesamten Beckenmuskulatur und den Einsatz der Beckenbodenmuskulatur wird auch die gesamte Hüft- und Beinmuskulatur vernetzt, die Muskulatur an der Hinterseite des Beines wird gestärkt und übernimmt wieder ihre Arbeit, die vordere Oberschenkelmuskulatur wird entlastet und gedehnt. Von beidem profitiert das Knie – auch das Knie des Sportlers.

SCHARNIERGELENK KNIE

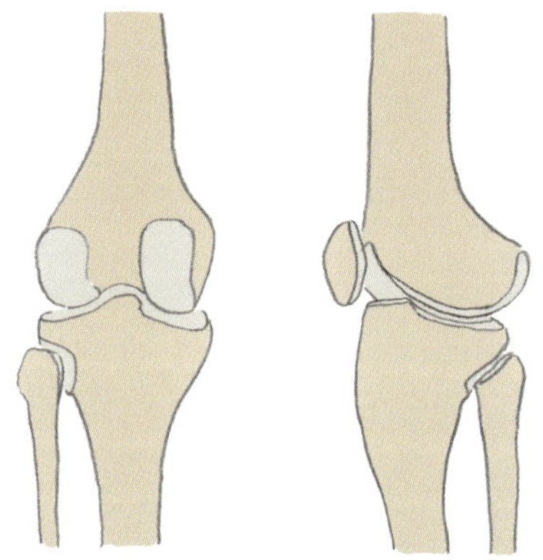

So sieht es aus, wenn Oberschenkel und Unterschenkel achsengerecht übereinanderstehen und nichts auf Kosten des anderen geht.

Fußhaltung

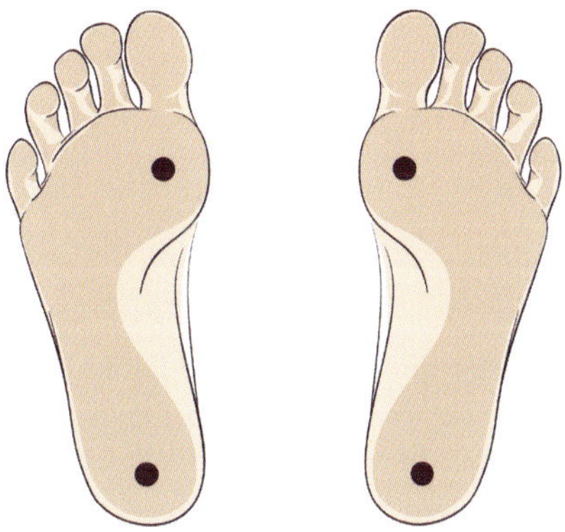

FUSSSOHLE MIT STEHPUNKTEN

Die Kettenreaktion von den Füßen bis zum Atlasgelenk funktioniert störungsfrei und reibungslos, wenn die Füße in ihrem hauchzarten anatomischen V stehen. Großzehengrundgelenk und Mitte Ferse schweben über dem Boden. Absichtlich. Weil alles andere als Schweben zu viel Kraft in den Boden hinein mobilisiert. Wir möchten aufgerichtete Menschen sein, nicht »abgerichtete«. Achtung: Es sind zwei »Schmelzschwebepunkte«. Flächig und angenehm. Vereint mit der Erdoberfläche.

Die anatomisch gut gestellten Füße stehen im normalen Leben immer so, dass sich die Fersen etwas näher sind als die Zehen, in einer angedeuteten V-Haltung.

In dieser Fußposition – und nur in dieser – steht auch das knöcherne Becken V-förmig: oben weit, unten schmal. Es können sich die Tiefenmuskeln ideal vernetzen, der Beckenboden kann die Muskeln des Oberschenkels in die optimale Vernetzung bringen. In dieser Haltung sichern das Großzehengrundgelenk und der Mittelpunkt der Ferse den Kontakt mit dem Boden. Federleicht und jederzeit bereit, sich in Bewegung zu setzen.

Kleinzehe und Großzehe stehen sich möglichst nahe, der Mittelfuß hebt sich an der Innenseite leicht an (Längsgewölbe). So ist auch die Feinmuskulatur an der Fußsohle vernetzt und aktiv (Musculus adductor hallucis, Caput transversum, Musculi flexor hallucis, flexor digitorum longus usw.).

Diese Fußhaltung setzen auch immer mehr Yoga-, Qigong-, Tai-Chi-Instruktor*innen ein, weil sie anatomisch sinnvoll ist und Langzeitschäden verhindert, die durch H- oder gar A-Stellung der Füße entstehen können (Hallux valgus, Senkfuß, Spreizfuß, Plattfuß, Fersensporn, X-Beine, Eindrehung der Hüftgelenke, Fehlstellung der Beckenknochen, Piriformissyndrom, Ischiassyndrom, Bandscheibenvorfälle im Lendenwirbelbereich, Arthrose an den Facettengelenken der Wirbelkörper usw.).

Längsgewölbe und Quergewölbe des Fußes

FUSSSOHLENMUSKELN

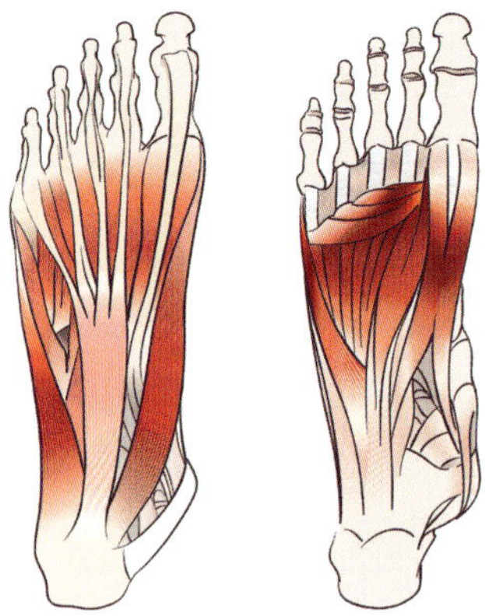

Links die Zehenstrecker, die beim V-im-V-Fuß zueinander bewegt werden und die Kettenreaktion bis ins Becken auslösen. Rechts das Caput transversum. Es wird dem Musculus adductor hallucis zugerechnet und polstert das Quergewölbe. Buchstäblich: Ohne Muskelkraft sind die Fußknochen haltlos und verformen sich.

Das Längsgewölbe des gesunden Fußes wird durch einen kuppelartigen Verbund von Muskeln, Sehnen und Bändern gestützt. In der CANTIENICA®-Aufspannung sinkt das Gewicht des Torsos im Stand nicht ab, da der Körper, sich selbst an der Mittelachse tragend, über den Fersen schwebt und nicht auf die Mittel- oder gar Vorfüße drückt.

Ein wichtiger Muskelstrang verbindet das Grundgelenk der Großzehe mit dem Grundgelenk der Kleinzehe, er heißt Caput transversum und wird dem Musculus adductor hallucis zugerechnet. Diese aktive Muskelstütze des Quergewölbes verhindert die Entstehung von Senk-Spreiz-Füßen, Entzündungen oder Schmerzen des Fußballens und der Zehengrundgelenke. Ist das Caput transversum erschlafft, begünstigt dies die Entstehung verschiedener Hallux-Erkrankungen. Die Muskulatur der Fußsohle kann, wie jede Muskulatur des menschlichen Körpers, bewusst und aktiv trainiert werden.

Über dem aktiven Quergewölbe liegen V-förmig angelegte Längsmuskeln, die zu den Zehen führen (Musculi abductor digiti minimi, abductor hallucis). Diese Muskeln sind über die Achillessehne und die Kniesehne mehr oder weniger direkt mit den Bein-, Hüft- und Beckenmuskeln verbunden. Die beiden Muskeln können mit einem Spurenelement Vorstellungskraft zum mittleren Muskel »gezogen« werden (Musculus flexor digitorum brevis). Die Auswirkungen dieser kleinen »Nichtbewegung-Bewegung« setzen sich mindestens bis zu den Sitzbeinhöckern fort und aktivieren den Organheber. Vorausgesetzt, die Füße stehen in ganz leichter V-Stellung. Denn in H- oder gar A-Stellung (aus Ihrer Sicht von oben betrachtet) ergibt sich keine Kettenreaktion.

Wie die CANTIENICA®-Methode mich fand …

Kein harter Block mehr

Ich bin glückliche Mutter zweier Kinder. Nach der Geburt meines zweiten Kindes war ich allerdings inkontinent mit Darm-und Gebärmuttersenkung. Meine Lebensqualität ließ in dieser Hinsicht zu wünschen übrig. Geschwind mal die Bahn erreichen, lag nicht mehr drin und auch im Turnverein, meinem damals größten Hobby, wusste ich nicht, wie ich jemals wieder mitturnen sollte …

So probierte ich drei Jahre lang alles aus, was es auf dem Markt gab. Doch alle Versprechen dieser Produkte lösten mein Problem nicht. Schließlich bekam ich das Tigerfeeling-Buch von Benita Cantieni geschenkt. Mit dem Titel Beckenbodentraining für sie und ihn. Das war der Anfang meiner großen Leidenschaft!

Ich besuchte einige CANTIENICA®-Lektionen in Zürich und bereits nach der ersten Stunde wusste ich: Das ist es! Nach jeder weiteren CANTIENICA®-Stunde fühlte ich mich lang und leicht, einfach gut und glücklich! Ein halbes Jahr später stand ich in Benita Cantienis Studio in Zürich und absolvierte die erste Stufe der CANTIENICA®-Ausbildung. So fing alles an und ich bin heute total froh um meine damalige »Blasenschwäche«. Die Methode hätte sonst nie zu mir gefunden!

Ich hatte anfangs große Mühe, in die Tiefe der Muskulatur zu kommen, geschweige denn meine Sitzknochen zu spüren und zu bewegen. Ich war ein »Block«, hatte eine sehr harte Schale und spürte innen nichts. Mit jeder Übungseinheit fand ich immer mehr in die Tiefe.

Ich lernte, mich zu entspannen, die äußere Muskulatur loszulassen, um das Wesentliche im Innern kennenzulernen. Von dort kommt die wahre Kraft!

So fand ich über den Körper wieder zu mir selbst, obwohl ich ja nur meinen Beckenboden kurieren wollte. Ich konnte mich wieder fokussieren und konzentrieren. Meine harte Schale schmolz wie ein Eisklötzchen in der Sonne. Meine Haltung wurde aufrechter und mein Wesen aufrichtiger. Meine Schlüsselbeine wurden weiter und mein Herzraum größer. Ich ließ diversen Druck von mir, bis ich mich in meinem Körper wieder rundum zufrieden fühlte. Was für ein Glück! Meine neue Haltung zeigte mir, dass äußere Beschwerden wie Achillessehnenschmerzen, Fußdeformationen, Beckenbodenschwäche, »Zwackereien« im unteren Rücken und Reflux nicht sein müssen. Und das alles, weil die Knochen jetzt da sind, wo sie hingehören. Ich erkannte, dass alles schon da ist, in mir. Dass alles verbunden ist und alles zusammenhängt. Körper, Geist und Seele. Ich bin sehr dankbar, dass ich die Methode, die wie eine »Gebrauchsanweisung für den Körper« ist, entdeckt habe. Die Methode ist so wertvoll, dass ich sie weitergeben will! Mit Freude leite ich die Teilnehmer und Teilnehmerinnen an und unterstütze sie, ihre tief liegenden Muskeln aus dem Dornröschenschlaf zu wecken.

Barbara Schenk,
Regensdorf, Zürich, Schweiz
CANTIENICA® Stufe Platin
https://www.barbaraschenk.ch

Tiefenwirksame Körperarbeit

Die CANTIENICA®-Methode lernte ich im Erholungsurlaub 2011 eher zufällig kennen. Mein Körper war mir nach einer schweren Krankheit und langem Heilungsprozess mit vielen Nebenwirkungen fremd geworden. Ich hatte das Gefühl, dass ich mich gar nicht mehr auf meinen Körper verlassen kann.
Die intensive Selbstwahrnehmung, die ich während des CANTIENICA®-Beckenbodentrainings lernte, hat mich tief beeindruckt und mir die Möglichkeit gegeben, ein absolut neues Körperbewusstsein zu entwickeln. Die Übungen, die in körperorientierter Achtsamkeit durchgeführt werden, waren für mich zusätzlich, quasi als Nebeneffekt, wie eine Entspannungstherapie. Das Thema des zweiwöchigen Kurses war eigentlich Beckenbodentraining, aber es hat sich so viel mehr bei mir getan und verändert. Ich habe wieder zu meinem Körper gefunden, und auch die langen Bergwanderungen waren plötzlich nicht mehr so anstrengend.

Nachdem ich vom Urlaub nach Hause zurückkam, habe ich mich sofort entschieden, mich für die Ausbildung anzumelden, um mit der CANTIENICA®-Methode arbeiten und diese weitergeben zu können. Und so hat nicht nur mein Leben, sondern auch meine Arbeit als Physiotherapeutin eine ganz neue Qualität bekommen.
Ich bin überzeugt, dass es keine Zufälle im Leben gibt, und als mich das CANTIENICA®-Beckenbodentraining vom künstlichen Darmausgang nach mehreren Enddarmoperationen gerettet hat, konnte ich die weitere Bausteine und somit auch die ganze Ausbildung absolvieren. Mit der CANTIENICA®-Methode in Einzel-, Gruppenlektionen und Workshops arbeite ich heute selbstständig. Diese tiefenwirksame Körperarbeit gibt meinen Patienten und Kursteilnehmern etwas, das sie im Alltag überall und jederzeit gebrauchen und einsetzen können, eine optimale Körperhaltung und noch einiges mehr. Die Leichtigkeit, Beweglichkeit, Kraft aus der Tiefe, die durch konsequente Vernetzung von innen nach außen erreicht wird, schenken eine besondere Ausstrahlung und machen schön …

Magdalena Schlageter, Karlsruhe DE
Physiotherapeutin, CANTIENICA®-Instruktorin mit Platin-Status
https://www.cantienica-ka.de

Ein neues Körpergefühl

Mit der CANTIENICA®-Methode habe ich ein neues Körpergefühl erlangt. Als ich nach der Geburt meines ersten Kindes meinen Beckenboden als instabil empfand und Probleme mit Urinverlust beim Niesen und Husten hatte, bin ich kurz nach der Geburt meines zweiten Kindes durch das Buch »Rückbildungsgymnastik« auf die CANTIENICA®-Methode aufmerksam geworden. Beim Training zu Hause, aber besonders durch das fachgerechte Coaching, hat sich meine Situation sehr verbessert, sodass ich auch wieder gerne jogge. Ich danke Frau Cantieni für ihre Arbeit und für die wunderbar einfühlsame Vermittlung der Methode.

Susanne, Köln
44 Jahre, zwei Kinder

Senkung spurlos verschwunden

Es war 1989 (Mauerfall!), ich stand kurz vor dem Abschluss des Studiums, in Berlin ging es drunter und drüber. Da wurde bei mir, fälschlicherweise, wie sich herausstellen sollte, eine Schwangerschaft festgestellt. Es gab damals im Osten noch nicht die Apparatemedizin wie heute. Die Ärztin fand übers Tasten eine Senkung der Gebärmutter, und meine unregelmäßigen Blutungen sprachen nicht gegen die Diagnose »schwanger«. Ich musste für einen Eingriff in ein Krankenhaus und es stellte sich heraus: Da war keine Schwangerschaft.

Danach probierte ich so ziemlich alles aus, was es gab, um unten herum »normal« zu werden. Aber so richtig begeistern und vor allem helfen tat nichts. Dann sah ich Benita Cantieni im Fernsehen, sie sprach über Tigerfeeling. Ihre Ansichten begannen mich zu interessieren. Ich suchte also nach Trainerinnen in Berlin. Damals gab es nur wenige. Ich fand ein Tanzstudio, in dem diese Beckenbodenkurse angeboten wurden. Vorerst nur als Beckenboden-Intensivkurs. Den machte ich mit, und es ging mir richtig gut damit. Als der erste regelmäßige wöchentliche Kurs anfing, war ich dabei.

Zu meiner größten Überraschung wurde ich nach einiger Zeit gefragt, ob ich mir zutrauen würde, selbst diese Arbeit zu machen. Ich bat um ein wenig Bedenkzeit. Und dann wollte ich. Ich erinnere mich noch gut an meine Ausbildung in Karlsruhe – es war das Wochenende nach dem 11. September 2001. Seitdem macht es mir Spaß, mit anderen und natürlich auch an mir selber zu arbeiten: Die Senkung ist spurlos verschwunden, und ich habe keine Rücken- und keine Nackenschmerzen mehr. Für mich mehr als ein Grund, um weiterzumachen.

Ute Dibbert, Berlin
CANTIENICA®-Instruktorin

Schöner singen dank Tigerfeeling

Nach den ersten beiden Geburten hatte ich Hörstürze und Schwindelanfälle, bei der Geburt unseres dritten Kindes hatte ich deswegen große Angst. Es kam schlimmer: Nach drei Wochen erlitt ich einen Bandscheibenvorfall. Zwei lange Wochen lag ich mit Schmerzen auf dem Bauch und wurde dann notoperiert. Noch zwei Jahre danach litt ich unter Dauerschmerzen. Ein aktiver Beckenboden war mir bis dahin unbekannt, ich hatte mich auch nach den ersten Geburten nicht darum gekümmert. Warum etwas »rückbilden«, was gar nicht da ist?

Durch meine Heilpraktikerin wurde ich auf ›Tigerfeeling‹ aufmerksam und begann mit den Übungen, was schon schnell zu ersten Erfolgen führte. Ich konnte endlich wieder ohne Knieprobleme joggen und mich schmerzfrei bewegen. Voller Überzeugung absolvierte ich die CANTIENICA®-Ausbildung in Zürich und lernte schnell, wie viel es noch zu tun gab (und gibt!). Mit Thera-Bändern um die Brust, vibrierenden Muskeln und vielen »Durchhängern« suchte ich die Schichten meines Beckenbodens zu erkennen und zu aktivieren und damit meine Mitte zu finden. Ich verstand endlich, was mein Mann meinte, wenn er mich oft aufgefordert hatte, gerade zu gehen und meine Größe zu zeigen, als ich begann, mich am Nacken und Brustbein aufzurichten. Mein Rücken ist heute schmerzfrei! Und dann habe ich endlich auch noch ein gutes Körpergefühl. Meine Singstimme hat sich so verbessert, dass ich Brecht/Weill-Abende sicher bestreiten kann (andere Lieder aber auch!!). Durch die Zwerchfellatmung kann ich meiner Stimme mehr Raum geben und sie sicherer steuern. Mein Beckenboden gibt die stabile »Bodenschale« dafür.

Ein Hoch auf Benita Cantieni und ein Hoch auf einen starken Beckenboden!

Bettina W., Rodgau, DE

Weiterführende Informationen zur Methode https://cantienica.com/

Anbieter*innen in Ihrer Nähe
https://cantienica.com/studiofinder/

Alles über die Ausbildungen
https://cantienica.com/ausbildung/

Fragen zu diesem Buch an Benita Cantieni
www.cantienica-forum.com

Kontakt CANTIENICA AG
https://cantienica.com/kontakt/

Facebook
https://www.facebook.com/CANTIENICA

Instagram
www.instagram.com/cantienicamethode/

Register

A

After 245
Aktionsbereitschaft 33
Anspannen der Gesäßmuskeln 25
Anus 14, 23ff., 31, 50, 54, 56, 136
Anusheber 8, 14, 51, 139
Arthrose 9, 12, 25, 35, 43f., 49, 60f., 155
Atem als Infotaxi 77
Atmung 8, 39, 63, 70, 148f., 161
aufrechter Gang 58, 131, 135
Aufzug fahren → siehe Lift fahren
Ausrichten der Knochen 25, 33, 67, 73f., 76f., 79, 99, 111f., 115, 120, 123f.
Austrocknen der Schleimhäute 28
autochthone Muskulatur 25, 66, 143ff.
autochthone Rückenmuskulatur 35, 66, 142, 144f.

B

Bandscheibenschäden 25, 49
Bandscheibenvorfälle 43, 46, 54, 61, 155, 161
Bauchnabel einziehen 14, 50, 68, 76ff., 84f., 87, 89f., 92ff., 99f., 103, 105, 111, 113, 115, 117, 120, 125
Bauchwand 15, 23, 50, 135, 137, 141f.
bauplangerechte Haltung 56
Becken, männlich 48–61
Becken, weiblich 22–46, 58–61
Beckenboden-Check 12f.
Beckenbodenschichten 16, 22–61, 115, 135ff., 139, 142
Beckenfehlstand 49
Beckenkippen 24, 33
Beckenschaufeln 17, 26, 38, 52, 59, 74, 87, 89, 100, 111, 120, 122, 125, 131
Beckenschiefstand 61, 80, 92, 122
beim Wasserlassen den Strahl anhalten 14, 50
Beinachse 34, 81, 140, 152f.
Beinknochen 35, 37, 104, 117
Beinlängendifferenz 61
Blase 8, 12, 15, 23f., 26–29, 38ff., 51, 61, 140, 157
Blasenentzündung 28
Blasenprobleme 61
Blasenschwäche → siehe schwache Blase
Blasensphinkter 15
Brustkorb 19, 25, 36f., 57, 67, 69f., 74, 76f., 79, 89, 99f., 102f., 106, 108, 110, 112f., 115, 120, 124, 128, 132, 143, 146–151

C

Cargohosen 49
Christian Larsen 35

D

Damm 16, 29, 50, 56, 70, 77, 136f., 139
Dammriss 29ff.
Dammschnitt 29ff.
Darmentleerung 54
Dauerspannung 52f.
Diagnostik 28
dicke Oberschenkel 13
Dranginkontinenz 28
Druck von oben 24, 28, 55f., 60, 66, 140
Drücken und Pressen 54f.
Durchblutung 24, 31, 35

E

Entbindung 16, 19, 21, 29ff., 39, 137
Erektion 13, 15, 56, 136
Erschlaffung des Organhebers 29, 51, 53, 145
Etagen des Beckenbodens → siehe Schichten des Beckenbodens
Evolution 8, 10, 14f., 19, 21, 33f., 58, 63, 66, 119, 129, 131, 134, 141, 154

F

falsch verstandenes Beckenboden-training 23, 25, 28
flacher Bauch 15, 33, 83, 90
Flachrücken 67, 76
fliegende Hitze 33
Flitterwochenkrankheit 28
Fundament 10f., 15f., 35, 131, 134
Fußdeformationen 9, 61
Fußknochen 35, 156

G

Gebärmutter 8, 12, 19, 24, 26f., 38, 41, 157, 160
Gebärmuttervorfall 19
Gelenkarthrose 9, 61
Genitalnerven 29f., 56
Gesäßmuskeln 25, 30, 33, 36f., 52f., 57, 142
gesenkte Organe heben 26f., 99
Glutaeusmuskel 52, 54f., 134, 140
Grazilismuskel 81, 138
Grunddehnung 33
Grundpositionen 63–71

H

Halbbecken 58
Hallux valgus 12, 19, 34f., 155f.
Hals des Organhebers 29, 31, 39
Hämorrhoiden 9, 12f., 24, 46, 54, 61, 136
Hämorrhoiden loswerden 43, 45, 55
Handtuch auf dem Penis 50
Harnröhre 16, 23f., 29, 38, 50f., 137
Harnröhrenentzündung 23
Harnverhalten 51
Hexenschuss 13, 53, 61
Hoden 39f., 50, 141
Hodensack 50
Hohlkreuz 36, 49, 53, 65, 67, 74, 76
Honeymoon-Zystitis 28
hormonbedingte Depression 33
Hormone 24, 31, 35
hormonell bedingte Inkontinenz 28
Hüftgelenke 9, 15, 25, 35, 37, 43, 52, 59, 66, 90, 92, 95, 100, 107, 116, 132, 138, 140, 152, 155
Hüftpfanne 52, 60, 66, 119, 153
Husten 12, 21, 26, 29, 77, 140, 149

I

Impotenz 61
Infotaxi, siehe Atem als Infotaxi
Ischiassyndrom

J

John Wayne 49

K

Kaiserschnitt 30f., 141
Kettenreaktion 34, 37, 58ff., 73, 80, 91, 97, 99, 105, 120, 155f.
Kippung des Beckens → siehe Beckenkippen
Klitoris 30f., 57, 136
Kniebeschwerden 45, 52, 61
Knochenerkrankungen 35

Knorpelschäden 60
Kompensation 27
Kontaktübung 36, 57
krankheitsbedingte Inkontinenz 28
Kreuzbänder 52
Kreuzbeingelenke 30, 35, 53, 58ff., 80, 108, 112, 119, 126, 132, 140
Kreuzgang 58
Kreuzschmerzen 54, 61

L

Lachen 12, 26, 29, 77, 140, 149
Lagen des Beckenbodens → siehe Schichten des Beckenbodens
Längsgewölbe 35, 155f.
Leistenschwäche 61
Lendenwirbel 8f., 13, 15, 25, 43, 49, 53, 93, 120, 143f., 155
Lendenwirbelprobleme 25, 49, 61
Lendenwirbelsäule 25, 43, 68, 142
Levator Ani → siehe auch Organheber 8, 24, 16, 26, 29, 38, 55
Levator-Ani-Hals → siehe Hals des Organheber
Libido 56
Liegen 63, 65, 68, 83–87, 89, 91, 93, 121, 123
Lift fahren 14

M

Männersexualität 56
mechanische Inkontinenz 28
Meniskus 13, 154
Menopause 28, 33
Menstruationszyklus 31f.
Mikrobewegungen 60, 71
Mittelachse 15, 34, 55, 110, 125, 134, 151f., 156
Mittelfuß 35, 155
Musculus gracilis → siehe Grazilismuskel
Musculus iliopsoas 52, 140, 149
Musculus multifidus 25, 142, 144
Musculus piriformis 52f., 134, 140, 142
Musculus psoas 9, 39, 52, 73, 86, 140, 142, 149
Muskelgruppe 23
Muskelkraftpunkt 50
Muskelplatte 29
Muskelschale 8, 16, 139
Muskelvernetzung 31

N

Nierenbeckenentzündung 27
Nierensteine 27
Niesen 12, 26, 29, 77, 140, 149, 159

O

O-Beine 13, 19, 35, 52, 61, 107, 152
Oberschenkelkopf 37, 44, 52, 60, 66, 152
Öffnungsmuskeln 54
ohne Fleiß kein Preis 26
Ökonomie der Bewegung 53
Organe 8f., 15, 26f., 33, 38, 45, 50f., 65, 77, 99, 135, 139, 148f.
Organheber 8f., 14, 16, 22f., 25f., 28–31, 33f., 38ff., 48–51, 53, 55ff., 63, 65–68, 73, 77f., 80f., 83, 88, 92f., 104, 108, 113, 115, 134f., 139f., 143f., 148f., 156
Organsenkung 51, 61, 149
Orgasmus 57
Orgasmusschwierigkeiten 61
Osteoporose 35

P

Penis 8, 16, 23, 50, 56, 136
Penisarterien 50, 137

Peniswurzel 15, 40, 50, 136
perfekte Aufspannung 33
Periodenschmerzen (Menstruationsschmerzen) 32
Piriformissyndrom 43, 53, 61, 155
Pölsterchen wegzaubern 33
prämenstruelles Syndrom 31
Prinzipien des Trainings 64–71
Probleme mit dem Hüftbeuger 13, 43, 52, 61, 142, 152
Prolaps (Gebärmutter) 9, 19, 26
Prostata 8, 13, 39f., 43, 45, 51
Prostatavergrößerung 13, 51, 61
Pudendusnerv 15f., 29ff., 56f., 79, 141
Pulsieren 29f., 56f., 77, 83, 88, 93, 108, 115, 117f., 123
Pyramidenmuskel 50, 77, 79, 141f.

Q

Quergewölbe 35, 156

R

Reiterhosen 12, 33
Rektum 31, 38ff., 55f.

S

Sauberwischen nach dem Stuhlgang 25
Schambein 15, 23, 38, 49f., 59, 68, 76, 89, 93, 99f., 103, 105, 108, 115, 117, 124, 133f., 137, 139, 141
Schamlippen 30f., 38
Scheidenkrampf 23, 61
Schichten des Beckenbodens 56, 136–140
Schließ- und Schwellmuskel 23, 136
Schließmuskel 8f., 14f., 22ff., 29, 48, 50, 54ff., 137, 139
Schlurfgang 49
schmale Taille 33, 103, 112
Schmerzen und Brennen beim Wasserlassen 24
schöne Füße 34f.
Schönheit 33, 149
Schrank 16f., 24ff., 30, 46, 49, 52
schwache Blase 28, 61, 157
Schwangerschaft 31, 128, 137, 160
schwere Beine 12, 61
Senkung 9, 27ff., 41, 51, 61, 149, 157, 160
Sexualnerven 16
sexuelle Lustlosigkeit 30
Sitzbeinhöcker 15, 23, 26, 29, 34, 36f., 50, 57ff., 63, 66f., 70f., 73f., 76–81, 85, 87, 89f., 92–95, 97, 99, 101ff., 105, 107f., 110–113, 115–127, 132ff., 136f., 147f., 156
Sitzen 30, 36, 63, 65, 67, 73, 75, 77, 79, 81, 97, 99, 101, 103, 105, 107, 115, 117, 119
Skelettmuskeln 33
Spannungsschmerz im Unterbauch 24
Spinalkanal 67, 143
Spiraldynamik 35
Sportteil der Zeitung 54
Stabilität 8, 52, 97, 138, 150
Stehen 10, 13, 37, 63, 65f., 109, 111, 113, 125, 127
Steißbeinsyndrom 61
Stimmungsschwankungen 31f.
straffe Vagina 29
Strammstehen 49
Stressinkontinenz 28
Stuhlgang 13, 23, 25
Stuhlinkontinenz

T

tiefe Muskelschichten 22, 29, 48, 56, 59, 134

Tiefenmuskulatur 11, 14, 29, 43, 45, 50, 54, 70, 81, 83, 142f., 151
Tractus Iliotibialis 138
Tröpfeln beim Husten, Lachen, Niesen 29
Trümmerbruch 35, 41
Turnvater Jahn 49

U
Überbein 34
Überdehnung 24, 29
Überdehnung der Muskeln 24
Überlaufinkontinenz 28
Überspannte Pobacken 24, 52ff.
Übertraining des Organhebers 26, 28, 137
Unterbauch 24, 30, 79, 83, 90, 107
Unterboden des Beckens 14, 17
Urininkontinenz 28, 61

V
Vagina 8f., 14, 16, 23, 29, 50, 57, 136f., 139 Vaginismus 61
»verirrte« Muskeln 33
Verkrampfungen der äußeren und mittleren Beckenbodenschichten 61
Verkürzung der Muskeln 24, 45
Verspannung 9, 41, 53, 147
Verstopfung 43, 46, 54
Vorfuß 35, 97, 156
Vorsteherdrüse 51

W
Wand des Unterbauchs 15f., 23, 135, 137
Wanderniere 27
Warnschmerzen 27
Wasserlassen 13f., 23f., 50
Wechseljahre 33
Wirbelsäulenverkrümmung 61
Wurzel des Penis 15, 40, 50, 136

X
X-Beine 35, 61, 107, 152, 155

Z
Zellerneuerung 35
Zentrum des Kreuzgangs 58
Zugspannung 35, 101, 108, 145
zwei Becken 126
Zwerchfell 8f., 14, 21, 26, 29, 37, 77, 140, 142, 146, 148ff., 161
Zwischenstockwerk 8f., 16, 38, 149
Zystitis 28

Impressum

1. Auflage © 2025 by Südwest Verlag, einem Unternehmen der Penguin Random House Verlagsgruppe GmbH, Neumarkter Straße 28, 81637 München
produktsicherheit@penguinrandomhouse.de
(Vorstehende Angaben sind zugleich Pflichtinformationen nach GPSR)

Hinweis: Die Ratschläge/Informationen in diesem Buch sind von Autorin und Verlag sorgfältig erwogen und geprüft, dennoch kann eine Garantie nicht übernommen werden. Eine Haftung der Autorin beziehungsweise des Verlags und seiner Beauftragten für Personen-, Sach- und Vermögensschäden ist ausgeschlossen.

Bildnachweis
Alle Fotos stammen von Forster & Martin Fotografie, München
Alle Illustrationen stammen von Sandra Cantieni | Ernst Gamper, Zürich. © CANTIENICA AG

Für die freundliche Unterstützung der Fotoproduktion danken wir Ombow (die Meditationsbank Ombow ist zu beziehen bei www.ombow.de); Wellicious, Zentrum für Salutogenese, Teneriffa, www.eridanos.org.

Weiterführende Informationen zur Methode: https://cantienica.com/
Anbieter*innen in Ihrer Nähe: https://cantienica.com/studiofinder/
Alles über die Ausbildungen: https://cantienica.com/ausbildung/
Fragen zu diesem Buch an Benita Cantieni: www.cantienica-forum.com
Kontakt: CANTIENICA AG office@cantienica.com
Facebook: https://www.facebook.com/CANTIENICA
Instagram: www.instagram.com/cantienicamethode/

Projektleitung: Dr. Harald Kämmerer
Textredaktion: Susanne Schneider
Herstellung: Timo Wenda
Satz und Gestaltung: Nadine Thiel, kreativsatz
Innenlayout: Christian Martin Weiß
Umschlaggestaltung: Eva M. Salzgeber
Druck und Bindung: TBB, a.s., Banská Bystrica

FSC www.fsc.org MIX Papier | Fördert gute Waldnutzung FSC® C022120

Printed in Slovakia
Penguin Random House FSC ® N001967

ISBN 978-3-517-10434-8